本經闡幽輯要

冬又又年寫

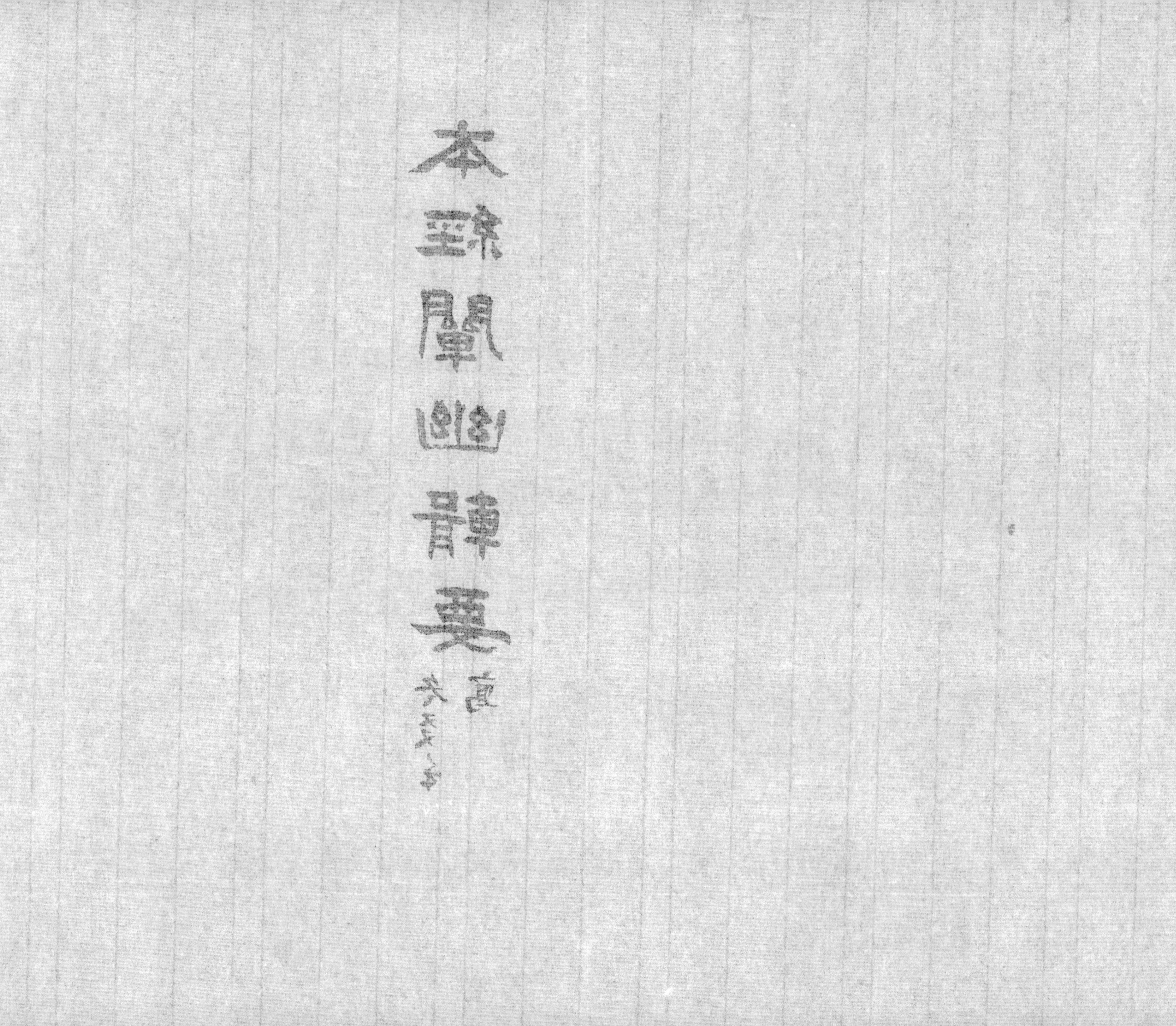

本經闡幽輯要

神農本草經徐陳注合纂

吳江徐大椿百種錄閩長樂陳念祖本草經讀兩書合抄戊戌秋月吳冬友記

上品

按兩家所錄經文皆據唐慎微本而徐所據爲明刻故與陳不同

久服之說多秦漢間方士增益不必信也

丹砂味甘微寒主身體五藏百病養精神安魂魄益氣明目殺精魅邪惡鬼久服通神明不老能化爲汞

陳本寒下有無毒二字味上有氣字諸條皆然

陳氏多踐寒熱均以氣言與徐少異

徐靈胎曰甘言味寒言性何以不言色與氣蓋入口則知其味入腹則知其性若色與氣則在下文主治之中可推而知之○百病者凡病皆可用無所禁忌非謂能治天下之病也凡和平之藥皆如此○凡精氣所結之物皆足以養精神人與天地同此精氣以類相益也○赤入心重鎮怯○氣降則藏藏則益○凡石藥皆能明目石者金氣所凝目之能鑒物亦金氣所成也又五藏之精皆上注於目目之大小眥屬心丹砂益目中心藏之精○赤爲天地純陽之色故足以勝陰邪○石屬金汞亦金之精也凡上品之藥皆得天地五行之精以成其質人身不外陰陽五行采其精氣以補真元則神靈通而形質固矣但物性皆偏太過不及翻足爲害苟非通乎造化之微者未有試而不斃者也○此因其色與質以知其效者丹砂正赤而純陽之色心屬火色赤故能入心而統治心經之證其質重故又有鎮墜氣血之能也○凡藥之用或取其氣或取其味或取其色或取其形或取其質或取其性情或取其所生之時或取其所成之地各以其所偏勝而即資之療疾故能補偏救弊調和藏府深求其理可自得之

此解直截啟人以正味補瀉參詮藥性畢竟非是

陳修園曰丹砂氣微寒入腎味甘無毒入脾色赤入心主身體五藏百病者言和平之藥凡身

謂凡諸百病皆可用而無所忌也心者生之本神之居也腎者氣之源精之處也心腎交則精神交養隨神往來者謂之魂並精出入者謂之魄精神交致則魂魄自安氣者因之以充天全稟除天之穀氣而得丹砂味甘補脾所以益氣明目者以石藥聚金之氣而能生物者爲日火之象也能燭物也殺精魅邪惡鬼者其天地純陽之正氣以能勝邪也久服通神明不老者以其水升火降之故也

雲母味甘平主身皮死肌中風寒熱如在車船上除邪氣安五藏益子精明目久服輕身延年

徐曰雲母色白屬金故爲肺經之藥肺主皮毛雲母層疊如皮又與脉合肺氣震蕩此能鎮之。除邪氣安五藏亦清鎮之功肺爲腎源故益子精目白屬肺能益目中肺藏之精久服輕身延年者肺旺則氣旺故有此效。雲母雖有五色而白其正色也白屬金之生水故雲母之上常生雲氣雲者地氣上升而爲雨而未成雨者也肺屬金而在上爲人身水源與雲母相類故爲肺經之藥

石鍾乳味甘溫主欬逆上氣明目益精安五藏通百節利九竅下乳汁

鍾乳石體屬金又其象下垂而中空故能入肺降逆能益目中肺藏之精能行肺氣入腎降氣則藏安中虛則竅通與乳相類故能下乳汁。凡所爲治石爲土中之金鍾乳石液所凝乃金之液也故其功專於補肺以其下垂故能下氣以其中空故能通竅

又肺朝百脈，肺气利則無所不利矣。○自唐以前多以鍾乳為服食之藥，以其能直達肾經，驟長陽气，合諸補肾之品，用於房中之術，寔致促。此乃深嵓幽谷之中水滴凝结所成，謂金中之水，其體至陰，而石藥多悍性，反虧陽，故能補人身陰中之火，令火一發，莫可救療。故久服毒發，多不可救。唯昇煉得宜，因证施治，以交肺肾子母之臟，實有殊能也。

礬石　味酸寒。主寒熱洩利，白沃陰蝕，惡瘡目痛，堅骨齒。鍊餌服之，輕身不老增年。

徐曰：礬石味澀而云酸者，蓋五味中無澀，澀即酸之变味，澀味由斂，亦與酸同，如五色中之紫即红之变色也。寒熱為肝经之疾，酸能收斂肝气。主泄痢白沃，亦收澀之功。味烈性寒，故能殺溼熱之蟲，除溼熱之毒。利火清金，斂气固精。此以味為治，礬石之味當嘗而得成一味，故其功皆主於味。

朴消　味苦寒。主百病，除寒熱邪气，逐六府積聚，結固留癖，能化七十二種石。鍊餌服之，輕身神仙。癖陈本作瘕，留下有去毒二字。

此即除宿積之寒熱

徐曰：朴消味鹹而云苦者，或古時所采之地与今不同，故味異耶？抑或以鹹極而生苦也。邪气凝结則生寒熱，消味鹹苦，能輭堅而解散之。消質性重性輕而能透發鬱结，置金石器中尚能滲出，故遇積聚等邪無不消解。能化石，輭堅之甚者。服之神仙，消盡人身之滓穢以存其精華，故有此效。

張隱庵曰雪花六出元精石六棱六數為陰乃水之成數也朴硝之在鹵上生芽如圭角亦六稜乃

感地水之氣結成而寒水之氣化是以形類相同但硝石遇火能燃兼得水中之天氣朴

硝止稟地水之精不得天氣故遇火不能燃也此所以不同者在此

徐氏又曰消者消也朴消乃至陰之精而察陽以生其本水也其標火也遇濕則化為水遇火亦

升為火體最清而用最變故丹家重之　石膏無消遇火則不亦火蓋無火之性而得火之

精氣者以火鍊無故能化石　在底者爲朴硝鍊則爲元明粉

滑石味甘寒主身熱泄澼女子乳難癃閉利小便蕩胃中積聚寒熱益精氣

久服輕身耐饑長年　寒下有無毒二字陳本如是

徐曰寒能除熱滑石能滑利大小腸分清水穀水穀分則陰陽和矣乳亦水類滑石利水且能開竅

故亦通乳之功滑利小腸故主癃閉利小便滑利大腸故凡積聚寒熱由蓄飲垢膩成者皆能除之

益精氣者邪去則精津液自生輕身耐饑者通利之藥皆益胃氣胃氣利則其效如此

此以質爲治凡石性多燥而滑石體最滑潤得石中陰和之性以成故通利腸胃去積除水解逆

降氣石藥中之最和平者也

陳曰滑石氣寒得寒水之氣入手足太陽味甘入足太陰且其色白稟西方太陰所主諸病皆清熱

利水之功益精延年言其性之循不比他種石藥偏之爲害也讀者勿泥

禹餘糧味甘寒主欬逆寒熱煩滿下赤白血閉癥瘕大熱鍊餌服之不饑輕

石如卵生池澤中層〻剝之中有黃粉即禹餘糧也

身延年 下字下陳本有利字○無有無毒二字

補中降氣不使上逆除脾胃氣虛有溼滯之寒熱非謂可以通治寒熱也性寒除熱即可以止煩滿重降逆即可以泄滿除溼熱之利清溼熱所滯之癥積熱在腸胃者熱也此能除之其質類穀粉而補脾土所以謂之糧而能充飢也輕身延年者補養後天之效以上參兩家注 徐曰禹餘糧色黃質膩味甘乃得土氣之精以生者也故補益脾胃除熱燥溼之功爲多 凡治病各有所因治病者必審其因而治之所謂求其本也如同一寒熱也有外感之寒熱有內傷之寒熱有雜病之寒熱若禹餘糧之所治乃脾胃溼滯之寒熱也後人見本草有治寒熱之語遂以治凡病之寒熱則非惟不效而且有害自宋以來往往蹈此病皆本草不講之故耳 陳曰按李時珍曰生池澤者爲禹餘糧生山谷者爲太乙餘糧本經雖分兩種而治體則同

紫石英味甘溫主心腹欬逆邪氣補不足女子風寒在子宮絕孕十年無子久服溫中輕身延年 無毒

徐曰甘能和中重能降氣散風寒補心血之不足 子宮屬衝脈血海風寒入於其中他藥所不能及紫石英色紫入血分體重能下達故能入於衝脈之底風寒妨孕溫能散寒驅風也久服之功補血納氣 紫色爲治色紫則入心心主血故能補血其降氣而能入下焦則質重之效也陳曰紫石英氣溫稟木氣而入肝味甘無毒得土味而入脾欬逆邪氣者心後爲脾之部位人之呼吸出心肺而入肝腎脾居中而轉運何欬逆之有惟脾虛受肝邪之侮不能下轉而上衝故爲是病其

之者，溫能散邪，甘能和中，質重而能降也。補不足者，氣溫味甘，補肝脾之不足也。風寒入於子宮，則肝血不藏，脾血無統，生之不能生育。脾土之成數十，所以十年無子也。紫石英氣溫可以散子宮之風寒，味甘可以益肝脾之血也。久服溫中輕身延年者，誇其補血納氣之功也。白石英治略同，但紫色屬陰，主治衝脈血海，功多在下；白屬金分，主治清濁兼理上焦之病。

青石、赤石、黃石、白石、黑石脂等，味甘平。無闕 **主黃疸，泄痢，腸澼膿血，陰蝕，下血赤白，邪氣癰腫，疽痔，惡瘡，頭瘍，疥瘙。久服補髓益氣，肥健不饑，輕身延年。五石脂各隨五色補五藏。**無毒

徐曰：黃疸至陰蝕，皆濕氣在太陰陽明之病；主下血赤白，取其收濇之功，血氣斂則邪氣除。癰腫瘡瘍皆濕熱所生之毒，能除濕則諸病亦愈。久服之效，斂精氣而燥脾土。五石性治略同，而補之藏各異。石脂得金土雜氣以成，故得濕土之質而有燥金之用。脾惡濕，燥能補之，然其質屬土，本至濕，燥又得秋金斂藏之性，乃治濕之聖藥也。

陳曰：赤石脂氣平，稟金氣；味甘，得土味，手足太陰藥也。太陰濕勝，在皮膚則為黃疸，在腸胃則為泄利，甚則為腸澼膿血，下注於前陰則為陰蝕，并見赤白濁帶下，注於後陰則為下血，皆濕邪之氣為害也。石脂具濕土之質而有燥金之用，所以主之。癰疽等症，皆濕氣鬱而為熱之甚，生毒之患，石脂能燥濕化熱，所以主之。久服之效如是者，濕去則津生，自能補髓益氣。補髓助精也，益氣助神也，精神交會於中土，故有肥健不饑、輕身延年之效也。

另據陳本增

扁青味甘平主目痛明目養肝之功折跌癰腫金瘡不瘳收濕斂肌之功破積聚消肝邪也解毒氣利精神久服輕身不老精氣堅結之物故能延壽益精增年也

內經云五藏六府之精皆上注於目故雖屬肝之竅而白乃肺之精也命乃之中火能鑑光照物而不散惟金之明乃能照物不雜屬金故石藥皆能明目而扁青生於山之有金處蓋金氣精華之所結也又色青屬肝於目疾尤宜凡草木中得秋金之氣者亦然凡物精華所結者皆得天地清粹之氣以成而穢惡不正之氣不得干之故皆有解毒之功其非精華所結而亦能解毒者則必物性之相制或以毒攻毒也

菖蒲味辛溫主風寒辛能散風溫能驅寒濕痹芳燥能除濕欬逆上氣開竅下逆開心孔香入心補五藏氣通和則補益通九竅明耳目出音聲芳香清烈故走達諸竅而和通之耳目喉嚨皆竅也主耳聾癰瘡溫腸胃止小便利久服輕身氣不阻滯則身體通利不忘不迷惑延年心氣通也益心智高志不老此二句據陳增無毒

津液得布故不但能開竅順氣且能益精養神

菖蒲能於水石中橫行四達辛烈芳香則其氣之盛可知故入於人身亦能不為濕滯痰涎所阻凡物之生於天地間氣性何如則入於人身其奏效亦如之蓋人者得天地之和氣以生其氣血之性肖乎天地故以物性之偏者投之而亦無不應也餘可類推

陳曰菖蒲性用畧同遠志但彼苦而此辛且生於水石之中得太陽寒水之氣其味辛合於肺金而主表其氣溫合於心包絡之經通於君火而主神其主風寒濕痹欬逆上氣者以肺驅邪

之辟裘也。開心竅至末句，皆言補心之效，其功用在於遠志。聲音不出，此雖心為體，而肺以開竅也。聾為心火不下濟，而光明被蔽，故能益竅，聰明耳目而正便利，又俱苦腎水精之所外通也。

此竅數由清五藏，其性自下以行於上，與遠志自上以行於下者有別。

菊花味苦平，主風頭眩腫痛，目欲脫，淚出，皮膚死肌，惡風濕痹。久服利血氣，輕身耐老延年。

備芳香上達，又得秋金之氣，故能平肝風而益金水，清肺熱風，驅風濕。菊花晚開早落〔晚〕，花中之最壽者也，故其益人如此。凡芳香之物，皆能治頭目肌表之疾，但香則無不辛燥者，惟菊花得天地秋金清肅之氣，而不甚燥烈，故於頭目風火之疾尤宜焉。

參字亦作蓡

人參味甘微寒，主補五藏，安精神，定魂魄，止驚悸，有形無形，無一不補也。**除邪氣，**正氣充則邪氣自除。**明目，**五藏六府之精皆上注於目，此所云明，乃補其精之效，非若他藥專有明目之功。**開心益智，**人參氣盛而不滯，補而兼通，故能入心孔而益神明也。**久服輕身延年。**補氣之功，無毒。

人參得天地精英純粹之氣以生，與人之氣體亦相似，故於人身無所不補，非若他藥有偏長而治病各有其能也。凡補氣之藥皆屬陽，惟人參能補氣而體質屬陰，故無剛燥之病，而又能入於陰分，最為可貴。然力大而峻，用之失宜，其害亦甚於他藥也。今醫家之用參救人者少，殺人者多。蓋人之死於虛者十之一二，死於病者十之八九。人參長於補虛而短於攻疾，醫家不論病之已去未去，於病久或體弱或富貴之人，皆必用參，一則過於謹慎，一則借以塞責，而病家亦以用參為有慈

有識之言耳

陳曰本經止此三十七字其提綱云主補五藏以五藏屬陰也精神不安魂魄不定驚悸不止目不明心智不足皆陰虛為亢陽所擾也今五藏得甘寒之助則有安之定之止之明之開之益之之效矣曰邪氣者非指外邪而言乃陰虛而壯火食氣火即邪氣也今五藏得甘寒之助則邪氣除矣細味經文無一字言及溫補回陽故仲景於汗吐下陰傷之症用之以救津液而一切回陽方中絕不加此陰柔之品反緩薑附之功故四逆湯通脈四逆湯為回陽第一方皆不用人參而四逆加人參湯以其利止亡血而加之也茯苓四逆湯用之者以其在汗下之後也今人輒云以人參回陽此說倡自宋元以後而大盛於薛立齋張景岳李士材輩而李時珍本草綱目尤為雜沓學者必於此等書焚去方可與言醫道

仲景一百一十三方中用人參者只有十七方新加湯小柴胡湯柴胡桂枝湯半夏瀉心湯

者之道不知病未去而用參則非獨元氣不充而病根遂固諸藥罔效終無愈期故曰殺人者多也

或曰仲景傷寒方中病未去而用參者不少如小柴胡新加湯之類何也曰此則以補為瀉之法也古人曲審病情至精至密知病有分有合合者邪正並居當專於攻散分者邪正相離有虛有實實處宜瀉虛處宜補一方之中兼用無礙且能相濟則用人參以建中生津拓出邪氣更為有力若邪氣尚盛而未分必從專治無用參之法也況用之亦皆入疏散藥中從無與熟地萸肉等藥同入感證方中者明乎此庶幾不以生人者殺人矣

人參亦草根耳與人殊體何以能滋益人之精血蓋人參乃升提元氣之藥元氣下陷不能與精血流貫人參能提之使起如火藥藏於礮內不能升發則以火發之若礮中本無火藥雖以礮投火中不發也此補之義也

此節有然

黃連湯、生薑瀉心湯、旋覆代赭石湯、乾薑黃連黃芩人參湯、厚朴生薑半夏人參湯、桂枝人參湯、四逆加人參湯、茯苓四逆湯、吳茱萸湯、理中湯、白虎加人參湯、竹葉石膏湯、炙甘草湯，皆是因吐下之後亡其陰津，取其撫陰，如理中、吳茱萸，以高燥劑中，得兼不過取人參甘寒之性養陰配陽，以臻於中和之妙也。

自時珍之後自啟行兩神農之本草，經遂晦，即如人參本經明說微寒，時珍說生則寒、熟則溫，附會之甚。蓋藥有一定之性，除是生搗取汁冷服，與蒸曝火以色味俱變者，頗有生熟之辨，若人參，則生者亦無矣，況寒熱本屬冰炭，豈一物蒸熟不蒸熟間，遂如許分別乎。嘗考古聖用參之旨，原為扶生氣安，而並非為溫補之藥。為脈之宗，因清濁之運化為身之橐籥者，肺也。人參惟微寒，清肺，肺清則氣旺，氣旺則全本而不遭害。

人所謂補陽者，即指其甘寒之用，不助壯火以食氣而言，非謂其性溫補火也。

陶弘景謂功用同甘草，凡一切寒溫補瀉之劑，皆可共濟成功，與甘草功兼陰陽，故本經云主五藏六府；人參功專補陰，故本經云主補五藏，仲景於汗吐下救陰亡之者，皆以取其寒能降之，徐靈胎此寒字之旨宜也。

葉天士醫林纂要云人參本苦，微寒，今多以為甘溫，謬也。人於煩渴時含之則口津自生而清涼，非溫熱明矣。

以上先生之說，而人參之功用彰矣，此六字論不可易

甘草 味甘平，主五藏六府寒熱邪氣。 甘能補中氣，中氣旺則五藏之精皆能四布，而驅其不正之氣也。 堅筋骨，長肌肉，倍力。 形不足者補之以味，甘草之甘為土之正味，而又最厚，故其功如此。 金瘡尰。 脾主肌肉，補脾則能填滿肌肉也。 解毒。 甘為味中之正味，正則氣性亦正，故能解毒。

久服輕身延年 補後天之功 生用清火，炙用補中

以味為治也。味之甘至甘草而極，甘屬土，故其效皆在於脾，脾為後天之本，凡藏府皆受氣於脾，脾氣盛則凡藏府皆循環受益也。藏府之本氣則為正氣，外來之邪氣寒熱之氣則為邪氣，正氣旺則邪氣自退也。筋者肝所主也，骨者腎所主也，肌肉者脾所主也，氣者肺所主也，力者心所主也，但使脾氣一盛則五藏皆循環受益，而自共堅之長之倍之之致矣。金瘡者為刀斧所傷而成瘡，瘡之害而能使脾得補而自愈也。解諸毒者，如毒物入土則毒化也，土為萬物之母，土健則輕身延年也。 參西家說

乾地黃 味甘寒。主折跌絕筋，傷中，逐血痹 行血之功 填骨髓 血足能化精，而色黑歸腎也 長肌肉 脾統血，血充則肌肉滿矣 作湯除寒熱積聚 血充足則邪氣散，血流動則凝滯消 除痹 血和利則經脈暢 生者尤良 血貴流行，不貴滯膩，故中古以前用鮮地者多

久服輕身不老 補血之功 無毒

地黃色與質皆類血，故入人身則專於補血，血補則陰氣得和而無枯燥拘攣之疾矣。古方只有乾地黃、生地黃，從無用熟地黃者。熟地黃乃唐以後製法，以之加入溫補腎經藥中，頗為得宜。至於湯劑及養血涼血等方，甚屬不合。蓋地黃專取其性涼而滑利流通，熟則膩滯不涼，全失其本性矣。又仲景《傷寒》一百十三方，惟復脈用地黃，蓋傷寒之病，邪從外入，最忌滋膩，雖使用補，兼驅邪之性者方可入劑，否則邪氣向裡，必有遺害。今人一見所現之證，輒用熟地，甚至以之為常用之品，殺人如麻，可勝長歎。

葉天士曰：地黄氣寒，入足少陰腎經；味甘無毒，入足太陰脾經。氣味重濁，陰中之陰也。傷中者，中焦

真陰傷也。地黄甘寒，補中焦之精汁，所以主之。血痹者，血虚閉而不運也。地黄味甘以陰陣血，氣寒以益腎

氣，氣之血行而閉者開矣。腎主骨，骨者腎之餘，則水足而骨髓充滿。肌肉潤脾，則土潤而肌肉豐也。作湯除寒

熱積聚者，湯者蕩也，或寒或熱之積聚，湯能蕩之也。蓋味甘可以緩急，性滑可以去著也。又曰除痹

者，言不但逐血痹，更除皮肉筋骨之痹也。除皮肉筋骨之痹，則折跌絕筋亦可療矣。久服輕身不老，以

先後二天交接元氣，與穀氣俱納也。生者尤良，謂其性但寒也。

陳修園曰：地黄本經名地髓，爾雅名芐，名芑。今以酒九蒸九曬為熟地黄，甘味厚濃，滯入於溫補

腎經丸劑頗為相宜。若入湯劑及養血涼血等方，甚屬不合。蓋地黄專取其性涼而滑利，流通益

劑，臟滯不涼，全失其本性矣。徐靈胎猶之，世俗若輩竟積迷不悟，可為之概嘆也。及

腎及腎虛經血者，有大承氣湯之急下法，有桃花湯之溫固法，有四逆湯、白通湯之回陽法，有猪苓

湯、黃連雞子黃湯之救陰法，有真武湯之行水法，有附子湯之溫補法，皆所以救其危也。張景岳

自創邪說，以為病之生，但在腎諸證，以神農本經上品服食之地黄為治病之要（內經云：五穀為養，五果為助，五菜為充，毒藥攻邪。神農所列上品多服食之品，即五穀五果五菜之類，如玩久服二字可見。聖人藥到病瘳，何以立久服，及攻邪以去病多取毒藥），

諸潤膠粘，反引邪氣斂藏於少陰而無

出路。以後雖服薑附不熱，服芩連不寒，服參朮不補，服硝黃不下，其故何哉？蓋以熟地黄之膠粘

善著。女人有孕，服四物湯為主，安胎加入攻破之藥而不傷，以四物湯中之熟地黄能護胎也。知其護胎之功，

便可悟其護邪之害。膠粘之性，最善著物，如麵入油中，一著遂不能去也。究其有邪而誤用此藥者，為

一偏之氣，故其性自有相制之理，但顯於形質氣味者可以推測而知，其深藏於性中者不可以常理求
也。故古人有單方及秘方，往往以一二種藥治一病而得奇中，及視其方，皆不若經方之必有經絡奇偶
配合之道，而效反神速者，皆得其藥之專能也。此等極多，可以類推。

陳曰：菟絲氣平，稟金氣；味辛，得金味，肺藥也。然其用在腎而不在肺。子中脂膏最足，絕類人精，金
生水也。續絕傷者，子中脂膏如絲不斷，善於補續也。補不足者，取其最足之脂膏以填補其不足之
精血也。精血足則氣力自長，肥健自增矣。汁去面䵟者，言不獨內填服得其填補之功，即外用亦
得其滑澤之效矣。久服腎水足則目明，腎氣壯則身輕。華元化曰：腎者，性命之根也。腎得補則延年。

牛膝 味苦酸。此亦言味而不言性，疑闕文也。後凡不言性者仿此。

主寒濕痿痹，四肢拘攣，膝痛不可屈伸，皆舒筋行血之功。逐血氣，破瘀。傷熱火爛，清血熱也。墮胎。降血氣。久服輕身耐老。血和之功。

平無毒。此據陳補，平者言其性也。徐氏陳氏所據本各異。

此乃以其形而知其性也。凡物之根皆橫生，而牛膝獨直下，其長細而韌，酷似人筋，所以能舒筋通
脈，下血降氣，為諸下達藥之先導也。筋屬肝，肝藏血，凡能舒筋之藥，俱能治血，故又為通利
血脈之品。

陳曰：牛膝氣平，稟金氣而入肺；味苦，得火氣而入心包；味酸，得木味而入肝。惟其入肺，則能通調水
道，而寒濕行，胃熱傳而痿痹愈矣。惟其入肝，肝藏血而養筋，則拘攣可愈，膝亦不痛而能屈伸矣。
惟其入心包，心包能瀉實，則血因氣滯之瘀而逐也；苦能瀉火，則熱傷之瘡與火傷之爛可完也；苦味本

发生之气，更又合以酸味，为从大中其疏泄之权，则肝无不隆矣。久服轻身耐老者，又统上文

活通血脉之功也

张隐庵本经崇原云：柴胡出于银州者佳。今市中另有一种银柴胡，不知是何之根，害人不浅。

柴胡味苦平。主心腹，去肠胃中结气，疏散之性，解结肠胃之滞气。**饮食积聚**，疏肠胃之滞物。**寒热邪气**，驱经络之外邪。**推陈致新**。总上三者言之，邪去则正复。**久服轻身明目益精**。诸邪不能容，则正气流通，故有此效。

柴胡，肠胃之药也。观经中所言治效，皆主肠胃，以其气味轻清，能于顽土中疏理滞气，故有奇功。天下惟木能疏土，前人皆指为少阳经之药，是知其末而未知其本也。张仲景小柴胡汤专治少阳，以此为主药，何也？按伤寒传经次第，先太阳，次阳明，次少阳，然则少阳虽在太阳阳明之间，而传经乃在阳明之后，过阳明而后入少阳，则少阳反在阳明之内也。盖以所居之位言，则少阳在太阳阳明之间；以从入之道言，则少阳在太阳阳明之内。故治少阳者与太阳绝不相干，而与阳明为近。如小柴胡汤之半夏、甘草，皆阳明之药也。惟其然，故气味须轻清疏达，而后邪能透土以出。知此则仲景用柴胡之义明，而柴胡为肠胃之药亦明矣。

陈曰：经文不言发汗，仲圣用至八两之多，可知性纯，不妨多服，功缓必须重用也。

叶天士曰：柴胡气平，禀天中正之气；味苦无毒，得地炎上之火味。胆者，中正之官，相火之府，所以独入足少阳胆经。气味轻升，阴中之阳，乃少阳也。其主心腹肠胃中结气者，心腹肠胃，五脏六腑也，脏腑共十二经，凡十一脏皆取决于胆。柴胡轻清，升达胆气，胆气条达，则十一脏从之宣化，故心腹肠胃中，凡有结气，皆能散之也。其

主饮食积聚者盖饮食入胃散精于肝肝之疏散又藉少阳胆为生发之主也柴胡升达胆气则
肝能散精而饮食积聚自下矣少阳经行半表半里少阳受邪邪并于阴则寒并于阳则
热柴胡和解少阳故主寒热之邪气也春气一至万物俱新柴胡得天地春升之性入少阳以生
气血故主推陈致新也久服清气上行则阳气日强所以身轻木藏肝之精华上走于目故明目清
气上行则阴气下降所以益精精者阴气之英华也 不及徐说之超

麦门冬 味甘平主心腹结气伤中伤饱胃络脉绝羸瘦短气久服轻身不
老不饥 [illegible]
徐曰解枯燥之结气补续胃中之阴气补胃坚肌肉则益气阴足则强健而能耐饥

○麦冬甘平滋润为纯补胃阴之药后人以为肺药者盖土能生金肺气全恃胃阴以生胃
气润肺自资其益也
张隐庵曰麦冬一本横生根颗连络有十二枚者有十四枚者有十五六枚者盖合于人身之十二经
加任之尾翳督之长强为十四络又加脾之大络名曰大包共十五络又加胃之大络名曰虚里共十六络惟圣人能
体察之因之以通脉络经之心二字后人不详经义不究物理而从忽久矣今特表白之经云心
腹结气伤中伤饱胃络脉绝者以麦冬根颗连络不断能通达上下四旁令结者解伤者复绝者
续所赖于心之四通也又羸瘦短气者补胃自能生肌补肺自能纳气也久服轻身不老不饥
者先天后天俱足斯轻健而耐饥矣 崇原曰麦冬气味甘平质性柔润凌冬青翠盖

屬少陰合水之精，而陽明皆土之合。又凡物之結者，其心必堅，故能開陰中之陽也。人但知其壅而不知

開陰閉陽而通陰中之氣也。

祗作車前，加艸俗字耳

車前子　味甘寒。主氣癃，止痛，利水道小便，除濕痹。久服輕身耐老。無毒

徐曰：專利下焦氣分。濕由膀胱出，下焦利則濕氣除。氣順濕除，則精神康強。凡多子之藥皆屬腎，故古方用入補腎藥中，蓋腎者人之子宮也。車前多子，亦腎經之藥，然以其質滑而氣薄，不能全補，則為腎府膀胱之藥。膀胱乃腎氣輸化之道路也。

張隱庵：車前此草經名當道，毛詩名芣苢。乾坤有動靜，夫坤其靜也翕，其動也闢。車前好生道旁，雖牛馬踐踏不死，蓋得土氣之用，動而不靜者也。氣癃，膀胱之氣癃閉也。閉則痛，痛則水道不利。車前得土氣之用，土氣行則水道亦行，而不癃，不癃則不痛，而小便長矣。土氣行則濕邪散，濕邪散則濕痹自除矣。久服土氣升而水氣布，故能輕身耐老。神仙服食經云：車前，雷之精也。震為雷，為長男。詩言：采采芣苢，亦欲妊娠而生男也。

木香　味辛。主邪氣，辟毒疫溫鬼，強志，主淋露。久服不夢寤魘寐。無毒

徐曰：氣極芳烈，能除陰邪穢不祥。其氣通于心，心與小腸為表裏，其氣下通于小腸，則便溺調矣。心氣通則神魂定。木香以氣勝，故其功皆在于氣。內經云：心主臭，凡氣烈之藥皆入心。木香香而不散，則氣能下達，故又能通其氣于小腸也。

張隱庵曰：木香其數五，氣味辛溫，上徹九天，下徹九地，天地之氣化，蓋感天地之氣，上下相通，治邪

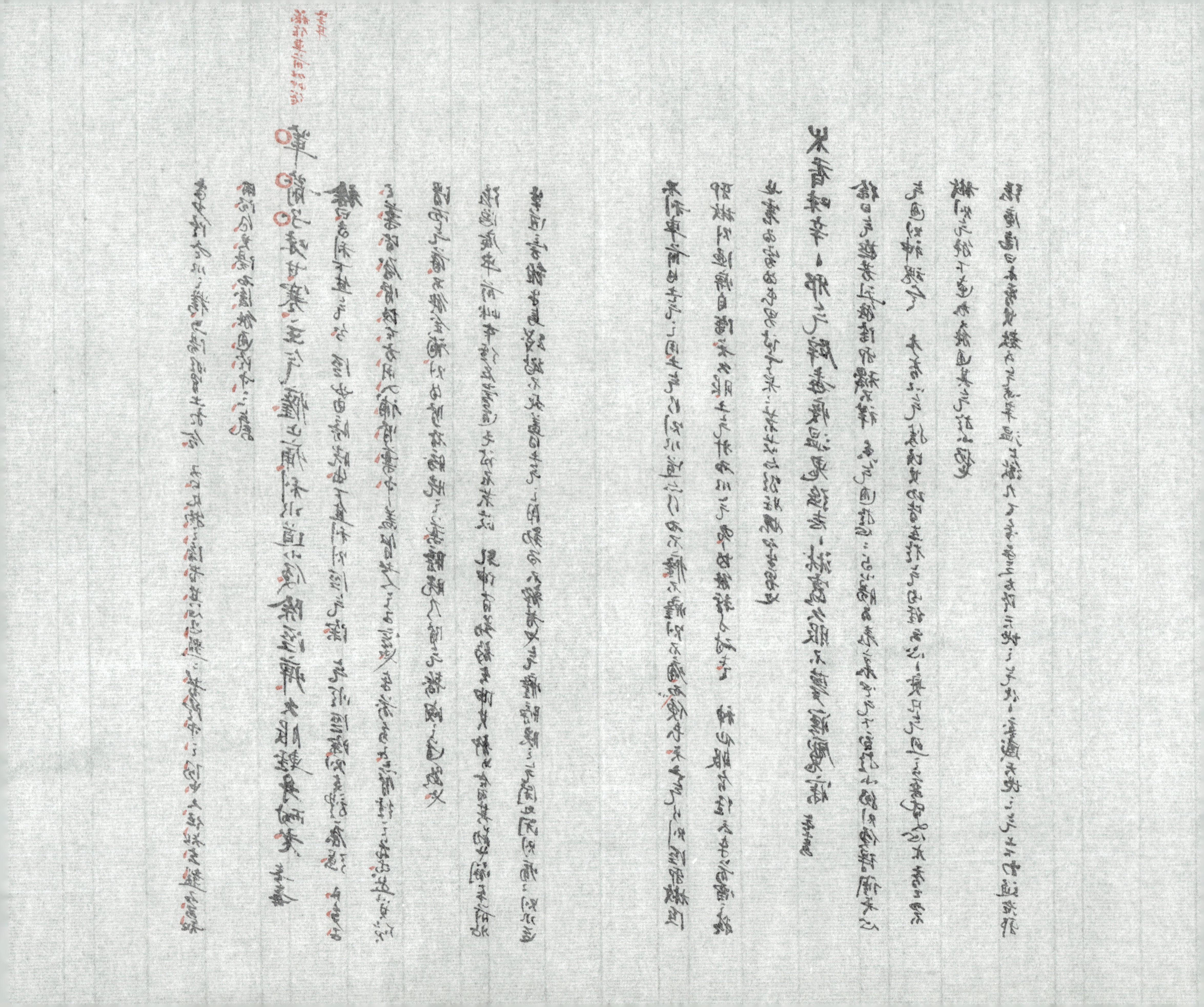

气者地气之秽也，辟毒疫温鬼者天气光明也，强志者天生阳之生则肾志强也，淋露者地气之淫气胜则淋露也。天地交感则阴阳和，阴阳和则久服不梦寤魇寐，梦寤者寤中之梦，魇寐者寐中之魇也。

薏苡仁味甘微寒，主筋急拘挛不可屈伸，风湿痹，下气。久服轻身益气。其根下三虫。

徐曰：专除阳明之湿也。直达下焦。而阳明之气利则诸证无也。除湿则阳明通，阴生之功。

薏苡仁甘淡冲和，质类米谷，又体重力厚，故能补益胃气，舒筋除湿中虚，故又能通降湿热下行。盖凡筋急痹痛等之症皆属湿之类，内经治痿独取阳明，薏苡为阳明之药，故能已诸疾也。无毒

陈曰：薏苡仁夏长秋成，味甘色白，专补阳明金土之精，金能制风，土能胜湿，故治以上诸症。久服轻身益气者，以湿除则脾健而身轻，金清则肺治而气益也。

泽泻味甘寒，主风寒湿痹，乳难，乳亦水类，利水则通乳也。消水，使水归于膀胱。养五藏，益气力，水气除则脏安而气生。肥健，脾恶湿，脾气燥则肌肉充而肥健。久服耳目聪明，不饥延年，轻身面生光，皆除水除湿之功。能行水上，水气上行则上轻而水不泛矣。无毒

陈曰：泽泻乃通利脾胃之药，以其淡渗能利土中之水，水去则土燥而气充，脾恶湿故也。但须知其膀胱而出，泽泻能下达膀胱，故又为膀胱之药。

此条体解为超卓

泽泻气寒，水之气也；味甘无毒，土之味也。生于水而能上升，能启水阴之气上滋中土也。○其主风寒湿痹者，言以阴而上，此能启水气上行则痹除矣。其乳难者，能启水精于中土而为汁也。其主养五脏、益气力、肥健者，以五脏主藏精而不泻，而五脏之原本于水精之气，能充泄以灌润五脏，循环而灌益，力肥健，消水不饥，延年轻身之功，而由心水精之气而益心，因水精之气而力益；耳目因水精之气而目明，因水精之气而耳聪；身形因水精之气而全体轻，面因水精之气而生光泽。一生因水精之气而延年，此以上者，久服之功，能乃在下之水而使之上也。此物因一茎直上，而下行之性，故其功效如此。今人以盐水拌炒，则反掣其肘矣。

泽泻能行水上，谓能行在下之阴而使之上，似较他家为胜。作者清

远志味苦温，主咳逆气滞之咳**，伤中，补不足**叶禁之气顺则中焦自足**，除邪气，利九窍，**辛香能通则能开窍通气**益智慧，耳目聪明，不忘，强志**心气通则精足神全**，倍力**心气盛则脾气亦强而力生**。久服轻身不老**气和之效**。**无毒

远志气温味苦辛而芳香清烈，无微不达，故为心家气分之药。心火能生脾土，心气盛则脾气和，故又能益中，散土之气也。

陈曰：按远志气温，禀厥阴风木之气，入手厥阴心包；味苦，得少阴君火之味，入手少阴心。然心包为相火，而主之者心也。火不刑金，则咳逆之病愈；火归土中，则伤中之病愈。主明则下安，安则不外兴利除弊，而大为补益，补不足、除邪气之说也。心为君主之官，凡九窍百骸之类，无一不待其使令，今得远志补之，则九窍利，智慧益，耳聪目明，善记不忘，志强力壮，所谓天君泰然，百体从令者此也。又云久服

陈氏此说亦前人所未发者
[illegible]其言为佳

轻身不老者，即谓心明则下安，以此致生则寿之说也。考曰致生益久服之类，皆服食之品，不可以之治病，故经方中绝无此味。令人喜服药丸以为补，积数久则增气而成病，惟以补心之药为之，又以为滋之药。能如方诸侯皆出所有，若天下即乱，独克振天下者，宁之前诸药皆偏，惟寺能补则不偏也。亦不谓后世学者久服远志二十七年，有子三十七人，开书所视记而不忘，若其久服之效也。若以之治病，则失经旨矣。

龙胆 味苦涩。骨间寒热（治肝邪犯肾之寒热），惊痫邪气（肝火犯心之邪），续绝伤（敛筋骨之气），定五藏（敛藏），杀蛊毒（除湿热之气）。久服益智不忘（则敛心中之神气），轻身耐老（热邪去而正气归，故有此效）。

陈本苦涩下有大寒无毒四字，蛊作蠱，无久服二语。

药之味涩者绝少，龙胆之功皆在于涩，此以味为主也。涩者酸辛之变味，兼金木之性者也，故能清敛肝家之邪火。人身惟肝火最横，能下挟肾中之游火，上引包络之相火，相持为害。肝火清则诸火渐息，而百体清宁矣。

张隐庵曰：龙乃东方之神，胆主少阳甲木，苦走骨，故主骨间寒热。涩类酸，故除惊痫邪气。胆主骨，肝主筋，故续绝伤。五藏六府皆取决于胆，故定五藏。山下有风曰蛊，风气升而蛊毒自杀矣。

细辛 味辛温。咳逆（散肺经之风），头痛脑动（散头风），百节拘挛，风湿痹痛，死肌（散筋骨肌肉之风）。久服明目利九窍（散诸窍之风），轻身长年（风气除则身健而寿矣）。

此以气为治也。凡药香者，皆能疏散风邪。细辛气盛而味烈，其疏散之力更大。且风必挟寒以来

而又本熱而標寒，細辛性溫，又能驅逐寒氣，其疏散上下之風邪，能無微不入，無處不到也。

張隱庵曰：細辛氣味辛溫，一莖直上，其色赤黑，禀少陰泉下之水陰，而上交於太陽之藥也。少陰為水臟，太陽為水府，水氣相通，行於皮毛，內合於肺，若循行失職，則病咳逆上氣，而細辛能治之。太陽之脈起於目內眥，從巔絡腦，若循行失職，則病頭痛腦動，而細辛亦能治之。太陽之氣主皮毛，少陰之氣主骨髓，少陰之氣不合太陽，則風濕相侵，而為痹於筋骨，則為百節拘攣；痹於腠理，則為死肌，而細辛皆能治之。其所以能治之者，以氣勝之也。久服明目利九竅者，水精之氣濡於空竅也。九竅利則輕身而延年矣。　又曰：宋元祐陳承謂細辛單用末，不可過一錢，多則氣閉不通而死。近醫多以此語忽而不用，不知辛香之藥，豈能閉氣？上品無毒之藥，何不可多用？方書之言，類此者不少，學者不善詳察而遵信之，伊黃之門，終身不能入矣。

石斛　味甘平。主傷中，培脾土　除痹，治肉痹　下氣，使中氣不失守　補五臟虛勞後天得穀則五臟皆補　羸瘦，主肌肉　強陰。補脾土　久服厚腸胃，腸胃為中土之府　輕身延年。補益後天之致

石斛其說不一，出廬江六安者色青，長二三寸，如釵股，世謂之金釵石斛，折之有肉而實，咀之有膩涎黏齒，味甘淡，此為最佳。如市中長而黃色及枯槁無味者，皆木斛也。因近日業藥者誤用，故附記於此。　按石斛味有甘淡兩種，甘淡屬土，實[illegible]考洪範論五行之味，潤下作鹹，炎上作苦，曲直作酸，從革作辛，皆即其物之精，稼穡土則稼穡作甘，不指土而指土之所生者，可知土本無味也，無

味即甘淡，淡者五味之所從出，即土之正味也，故味之淡者皆屬土。石斛味甘而實淡，得土味之全，故其功專補脾胃，平和而不偏也。

葉天士曰：石斛氣平入肺，味甘無毒入脾，甘平為金土之氣味，入足陽明胃、手陽明大腸。陰者中之守也，陰虛則傷中，甘平益陰，故主傷中。痹者脾病也，風寒濕三氣而脾先受之，石斛甘能補脾，故能除痹。上氣，肺病也，火氣上逆則為上氣，石斛平能清肺，故能下氣。五藏藏陰，而脾為五藏之原，石斛補脾而陰及五藏，則五藏之虛勞自復，而肌肉之消瘦自生矣。陰者宗筋也，精足則陰自強。精者陰氣之精華也，納穀多而精自饒。腸者手陽明大腸也，胃者足陽明胃也，陽明屬燥金，久服甘平清潤，則陽明不燥而腸胃厚矣。

張隱庵曰：石斛生於石上，得水石之精而補腎，味甘色黃，不假土力，是奪土中之氣化而補脾。斛乃量名，主出主入，能運化土中之氣而愈諸病也。

蓍實味苦平。主益氣，充肌膚，得天地之和氣以生，故亦能益人之和氣而強健。明目，聰慧先知。蓍草神物，揲之能前知，蓋得天地之靈氣以生，故亦能益人之神明也。久服不饑，不老輕身。氣足神全，故有此效。

此因其物之所能以益人之能也。智慧之出，賫於神明而生，蓍乃草中之神物，故服之則增人之神自能聰慧前知，後世者都不益信矣。

黃連味苦寒。主熱氣，除邪在氣分者。目痛，眥傷淚出，明目，除濕熱在上之病。腸澼，腹

痛下痢 除濕熱在中之病 婦人陰中腫痛 除濕熱在下之病 久服令人不忘 苦入心能補心也

苦味屬火其性皆熱此固常理黃連至苦而反至寒則得火之味與水之性者也故能除水火相亂之病水火相亂者濕熱是也凡藥能去濕者必增熱能除熱者必不能去濕惟黃連能以苦燥濕以寒除熱一舉而兩得焉 心屬火寒勝火則黃連宜為瀉心之藥而反能補心何也蓋苦為火之正味乃以味補之也若心家有邪火則此亦能瀉之而真火反得寧是即所以補之也 苦之極者其性反寒即內經亢害承制之義所謂火極似水也

陳曰黃連氣寒稟天冬寒之水氣入足少陰腎味苦無毒得地南方之火味入手少陰心氣水而味火一物同具故能除水火相亂而為濕熱之病其主熱氣者除一切氣分之熱也目痛眥傷淚出不明

云云 釋名條目故省之

黃連除濕熱所以……之久服令人不忘者苦入心即能補心也然苦為火之正味以其味之苦而補之而寒能瀉猛火即以其氣之寒而瀉之千古惟仲景得本經之秘金匱治心氣不足而吐血衄者取之以補心傷寒寒熱互結心下而痞滿者取之以瀉心厥陰之熱氣撞心者合以烏梅下利後重者合以白頭翁等湯真信而好古之聖人也

黃耆味甘微溫 主癰疽久敗瘡排膿止痛 除肌肉中之熱毒 大風癩疾 去肌肉中之風毒 五痔鼠瘻 去肌肉中之濕毒 補虛 補脾胃之虛 小兒百病 兒當補脾胃脾胃者肌肉之本

生用 鹽水炒 酒炒 醋炒 蜜炒 桑白皮炒

黃耆甘淡而溫得土之正味正性故其功專補脾胃又緩者故能驅肌肉中諸邪

其皮實厚，故能補皮肉而為外科生肌長肉之聖藥也。

陳修園曰：黃芪氣味溫，禀少陽之氣入膽與三焦；味甘無毒，禀太陰之氣入肺與脾。其主癰疽者，甘能解毒也。久敗之瘡，肌肉皮毛潰爛，必膿多而痛甚，黃芪入脾而主肌肉，入肺而主皮毛也。大風者，殺人之邪風也，黃芪入膽而助中正之氣，俾神明不為風所亂；入三焦而助決瀆之用，俾竅道不為風所壅；入脾而救受克之傷；入肺而制風木之動，所以主之。癩疾，又名大麻風，即風毒之甚也。五痔者，五種之痔瘡，乃少陽之火陷於下，而此能舉其陷。鼠瘻者，瘰癧之別名，乃膽經與三焦之火鬱於上，而此能散其鬱也。其曰補虛者，是總結上文諸證為久而致虛，此能補之，非泛言補益之品也。

葉天士曰：兒稚陽也，稚陽為少陽，少陽之生氣條達則不病，所以概主之。兒百疾也。予細味經文，俱言表症，而六黃湯之寒以除熱，熱除則汗止；芪附湯之溫以回陽，陽回則汗止；玉屏風散之散以驅風，風平則汗止。諸方皆藉黃芪走表之力，領諸藥速達於表而止汗，非黃芪自能止汗也。諸家固表及生用發汗、炒用止汗等說，貽誤千古，茲特正之。

肉蓯蓉　味甘微溫、五勞七傷補中　補諸精虛之證。**除莖中寒熱痛**　莖中者精之道路也，精虛則有此痛，補精則其痛自已。**養五臟強陰益精氣多子**　五臟各有精，精足則陰足，而腎者又藏精之臟也，精足則多子矣。**婦人癥瘕**　精充則邪氣消，且鹹能軟堅也。**久服輕身**　精足之功。

陶隱居曰：是馬精落地所生，後有此種則蔓延者也。（此以形質為治也。蓯蓉象人之陰，而滋潤黏膩，）故能治前陰諸疾，而補精氣。如地黃色光而質潤則補血也。

修園曰：蓯蓉是馬精落地所生，取治精虛者同氣相求之義也。凡五勞七傷，久而不愈，未有不傷其陰者。蓯蓉補五臟之精，精足則陰足矣。莖中者，精之道路，精虛則寒熱而痛，精足則痛已矣。（又陽以下言者）精生於穀於精，而藏之於腎，精足則陽舉，精堅令人多子矣。婦人癥瘕，皆由血瘀，精足則氣充，氣充則瘀行矣。其味鹹，鹹以軟堅，滑以去著，溫以散結，猶淺之手潤澤宜也。張隱庵曰：馬為火畜，精屬水陰，蓯蓉感馬精而生，其形似肉，氣味甘溫，蓋禀少陰水火之氣而歸於太陰坤土之藥也。土性柔和，故有從容之名。

防風味甘溫。主大風頭眩痛，惡風，風邪，（風為無不治也）目盲無所見，（風在上竅也）風行周身，（風在經絡也）骨節疼痛，（風在筋骨也）煩滿。（風在上焦也）久服輕身。（風氣除則有此效）

凡藥之質輕而氣盛者，皆屬風藥，以風即天地之氣也。但風之中人，各有經絡，而藥之受氣於天地，亦各有專能，故所治各不同。於形質氣味細察而詳分之，必有一定之理也。防風治周身之風，乃風藥之統領也。

修園曰：防風氣溫，禀天春木之氣而入肝；味甘無毒，得地中土之味而入脾。大風三字提綱，詳於黃芪。天法不贅。風傷陽位則頭痛而眩，風傷皮毛則為惡風之風邪，風害上竅則目盲無所見，風行周身者，經絡之風也；骨節疼痛者，關節之風也；身重者，病風而不能矯捷也。防風之甘溫發散，可以統

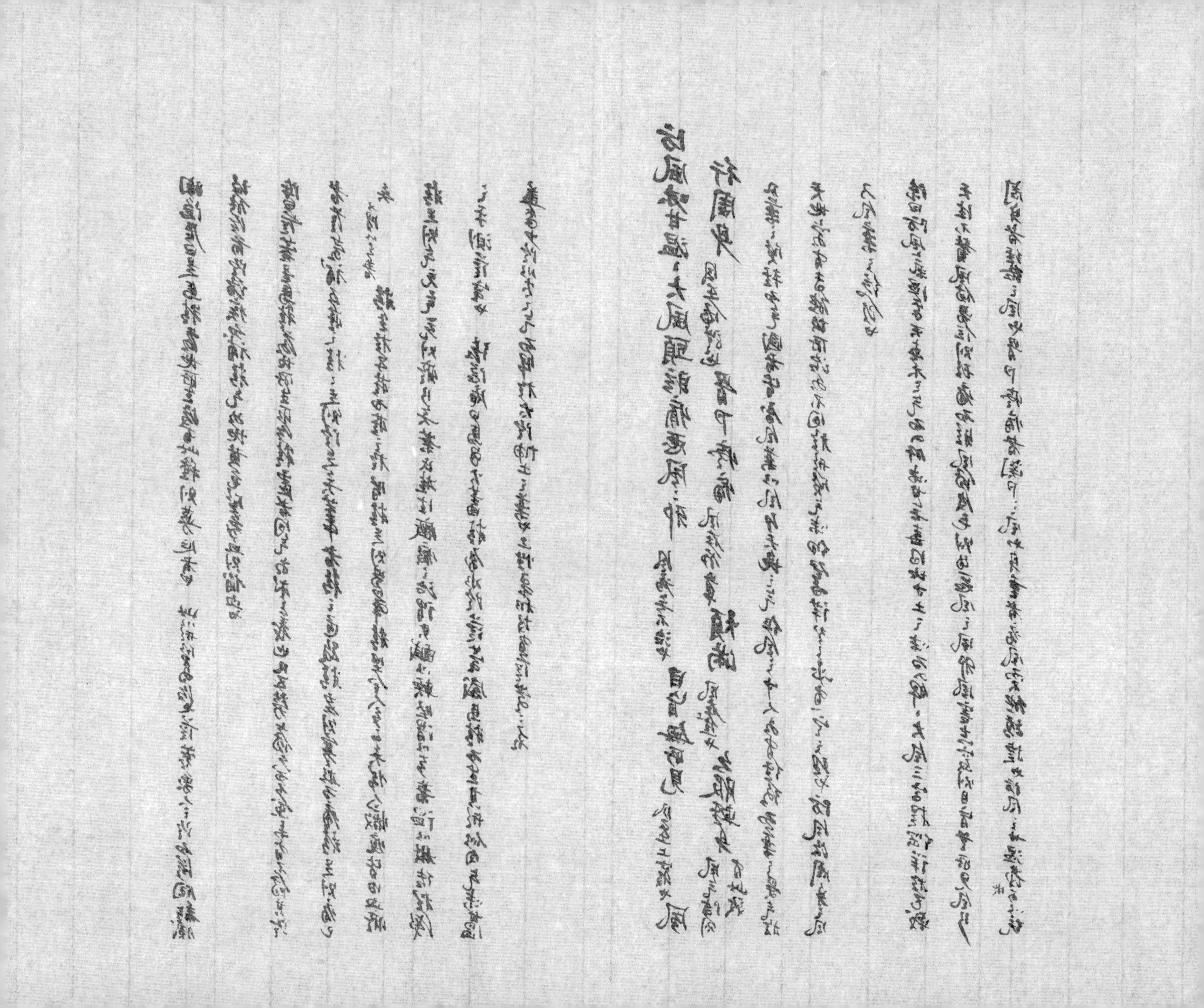

[illegible]

[illegible]

主之。甚溫而春和之氣入肝而治風尤妙，甘以入脾培土以和木，其用獨神。此理證之易象，於剝復二卦而可悟焉。雨土同崩則剝，故大病必顧脾胃；土木無忤則復，故病轉必和脾肝。防風驅風之中，大有回生之力。李東垣竟目為卒伍卑賤之品，真門外漢也。

續斷 味苦微溫。主傷寒，補不足，金瘡癰傷，折跌，續筋骨，婦人乳難。久服益氣力。

葉曰：苦溫能散寒，補能續之不足。肌骨筋骨有傷，此能治之，自能續筋骨。○此以形為治。續斷有肉有筋，如人筋在肉中之象，而色帶紫黑，為肝腎之色，故能補續筋骨。又其性直下，故亦能降氣以達下焦也。 陳曰：氣味苦溫，為少陰兼陽明火土之氣化，故宜於經絡而能散之。癰瘍傷於經絡而能療之，折跌筋骨有傷而能補不足，續其斷絕，以及婦人乳難而能通其滯，而為[illegible]久服益氣力者，亦強筋壯骨之功也。

決明子 味鹹平。主青盲，目淫膚赤白膜，眼赤痛，淚出。久服益精光，輕身。

徐曰：目病內外障無所不治，不但能治目邪，而且能補目之精也。此鹹降清火之功，火降則神健。味咸生於秋，得金氣之正，其色極黃，得金之色，其功專於明目。[illegible]金之正色白而非黃，但白為受色之地，乃無色之色耳。故凡物之受生者，借土之膏以為色，即本金亦必黃生焉。黃，子有其母也。此木至秋成，金則黃，[illegible]於衣寒之中，凡色黃而耐久者，皆得金氣為多者也。

丹參 味苦微寒。主心腹邪氣，赤走於心，故能治心腹之邪。腸鳴幽幽如走水，心與脾不和則

寒熱積聚破癥除瘕 赤走血凡血病凝結者無不治之 止煩滿 心氣不舒 益氣 益心氣

此以色為治也赤走心心主血故丹參能走心以治血分之病又辛散而潤澤故能通利而滌邪也

張隱庵曰丹參元參皆氣味苦寒而得少陰之氣化但元參色黑禀少陰寒水之精而上通於天

丹參色赤禀少陰君火之氣而下交於地上下相交則中土自和故元參下交於上而治腹中寒熱積聚

丹參上交於下而治心腹寒熱積聚君火之氣下交則土溫而水不泛溢故治腸鳴幽幽如走水破癥除瘕

若治寒熱之積聚也止煩滿益氣治心腹之邪氣也夫止煩而治心邪止滿而治腹邪益正氣所以治邪氣

也 陳修園曰今人謂一味丹參功兼四物湯共認為補血行血之品為女科之專藥而丹參之真

功用掩矣

五味子味酸溫 益氣 氣斂則益 欬逆上氣 肺主氣肺氣斂則欬逆除而氣亦降 勞傷羸

瘦補不足 氣斂藏則病不侵而身強盛矣 強陰 氣斂則歸陰 益男子精 腎主收藏而精藏

腎主藏精者也故收斂之物無不益腎五味形又似腎故為補腎之要藥

此以味為治也凡酸味皆斂而五味酸之極則斂之極極則不止於斂而且能藏矣藏者冬之令屬腎故五味

能補腎也

陳曰五味之氣溫味酸得東方生長之氣而主風人在風中而不見風猶魚在水中而不見水人之鼻息出入頃

刻離風則死可知人之所以生者風也風氣通於肝即人身之木氣莊子云野馬也塵埃也生物之以息

相吹也息字有二義一曰生息一曰休息五味子溫以遂木氣之發榮酸以斂木氣之歸根生息休息皆所以

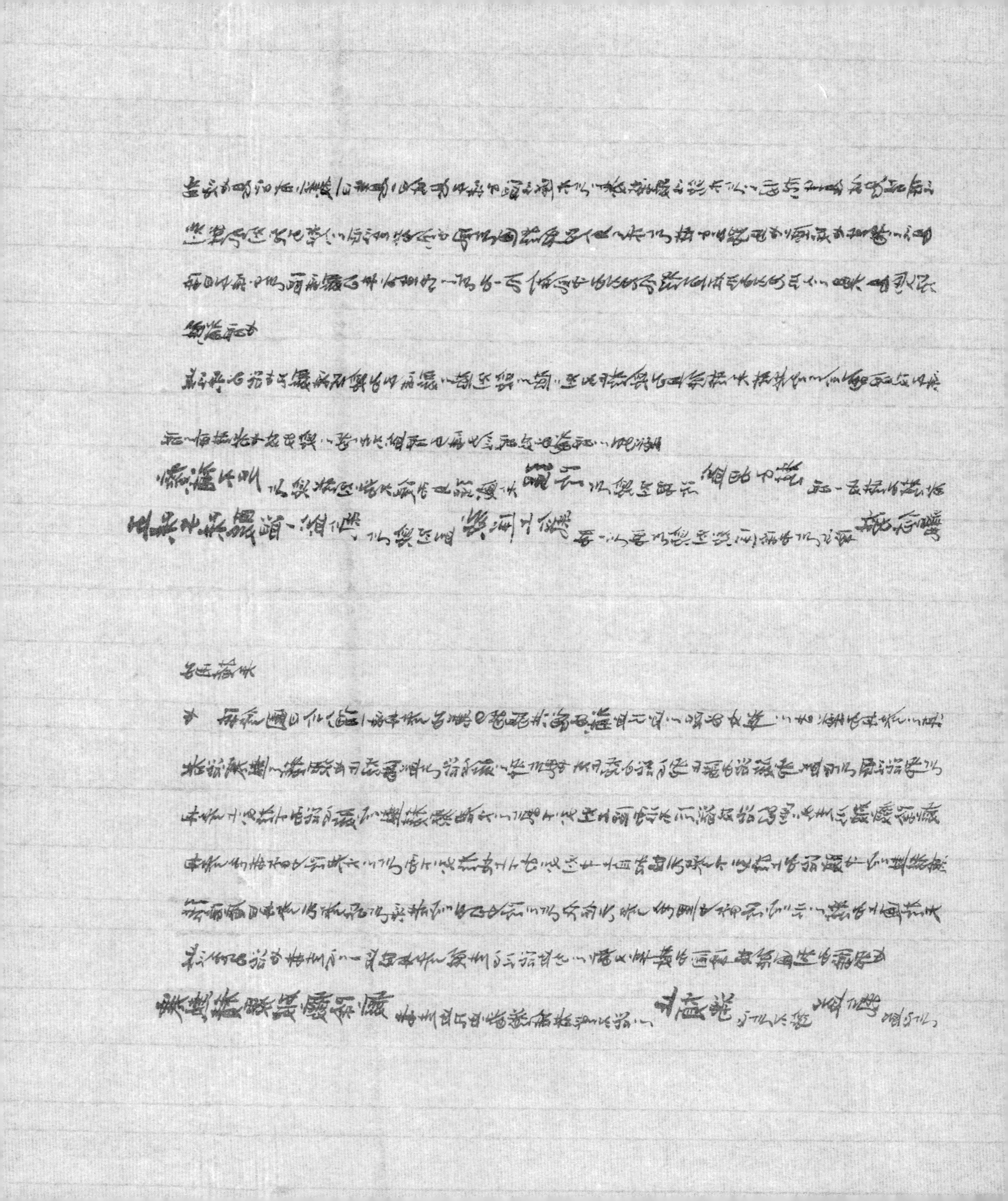

[illegible]

[illegible]

[illegible]

[illegible]

[illegible]

[illegible]

[illegible]

[illegible]

[illegible]

[illegible]

[illegible]

[illegible]

[illegible]

[illegible]

[illegible]

[illegible]

益其生生不窮之气，伤其气不治。欬逆上气者，风木挟其气而乘金也；劳伤由于羸瘦，而阴痿由于精

虚者，则金匮所谓虚劳诸不足风气百疾也。风气通于肝，先圣提出虚劳大眼目，惜后人不能申

明其义。夫味辛无毒，气中有真开阖升降之妙，所以概之也。唐宋以下诸家皆谓其辛香而兼治各症耳，

有谓其酸以敛肺，色黑属入肾，核似肾而补肾者，亦有蛇之说，究非定论也。然所治各症，皆由其生气所为。

为本经言功之正旨。伊尹佐以乾姜，助其温气，俾气与味相得而益彰，是补之手段。

蛇床子 味苦平。主妇人阴中肿痛，男子阴痿湿痒（皆下体湿毒之病）。除痹气，利关节

（阴经痰蓄筋骨之证）。癫痫（阴经痰惹之证）。恶疮（与经毒所生）。久服轻身（经去则身轻）。

蛇床生阴湿卑下之地，而芬芳燥烈，不受阴湿之气，故入于人身，亦能于下焦湿气所归之处逐其邪

而补其正也。

沙参 味苦微寒。主血积（肺气上逆之血）。惊气（心火犯肺）。除寒热（肺家失调之寒热）。

补中（肺气和则气充而三焦实）。益肺气（色白体轻故入肺也）。久服利人（肺气清和之效）。

肺主气，故肺家之药，气胜者为多，但气胜之品，必偏于燥，而能滋润肺者又嫌滞而不清，惟沙

参为肺家气分中理血之药，色白体轻，疏通而不燥，润泽而不滞，血阻于肺者，非此不能清也。

陈修园参叶天士说：沙参气微寒，禀水气而入肾；味苦无毒，得火味而入心；谓其入肺者，以色白属金之

言余也。心火亢则肺金之血不行，而为积，苦可以泄之；心火亢则肺藏之神不宁，而为惊，而气亦寧；

而但平之。心火禀水上乘，上焦火炽则寒，水衰则热，而苦寒能清心火，故能除寒热也。阳者照本草中者

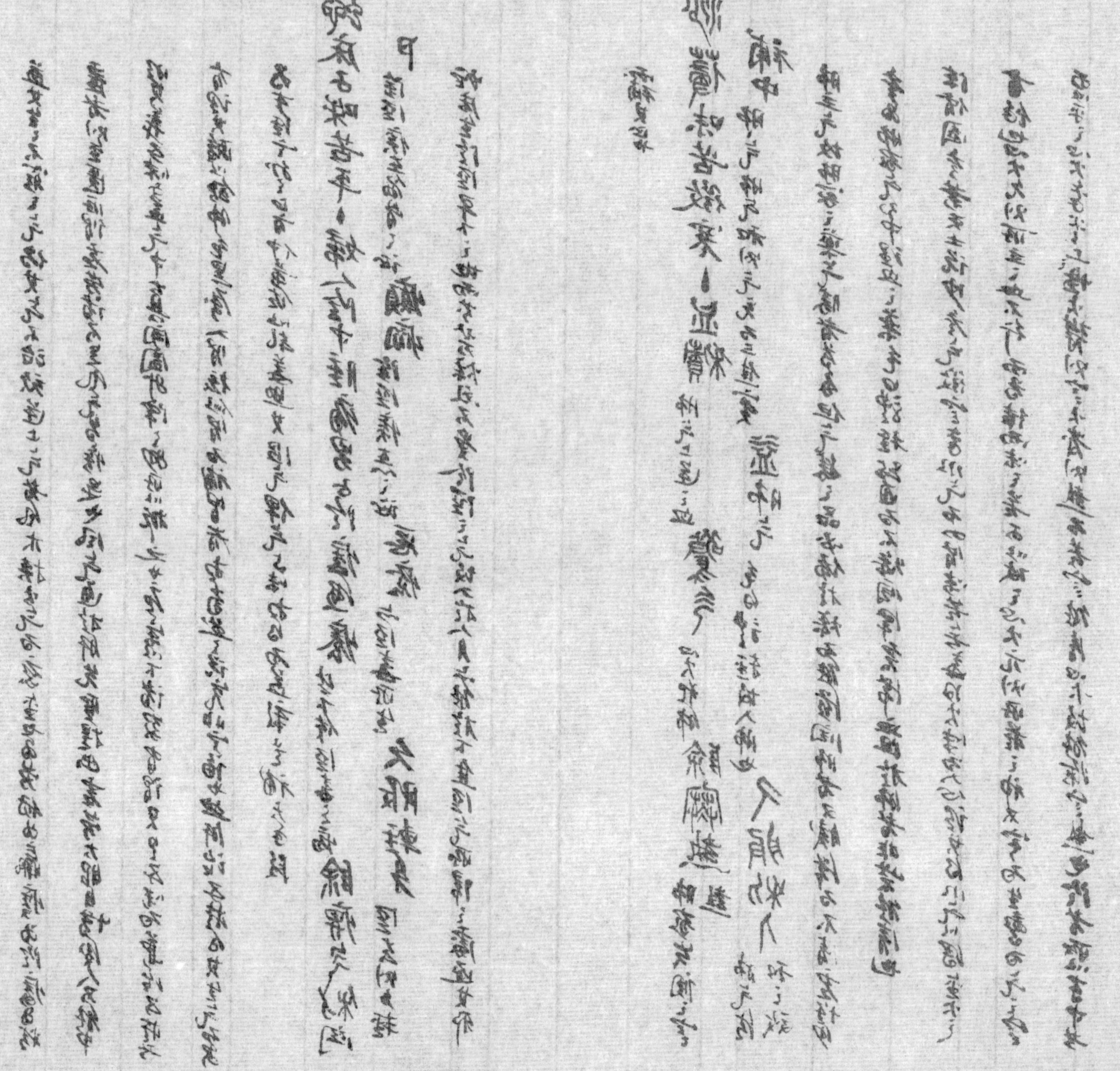

[illegible]

者宜益陰所以補中之所不足者又甘火熱所以益肺氣也

菌桂味辛溫。主百病。言百病用之得宜，皆有益也。養精神，通達藏府，益在內也。和顏色，調暢血脈，益在外也。為諸藥先聘通使。辛香四達，引藥以通經絡。久服輕身不老。血脈通利之效。面生光華，媚好常如童子。血和則潤澤也。

寒氣之鬱結不舒者，惟辛溫可以散之。桂性溫補陽，而香氣最烈，則不專於補，而又能驅逐陰邪。凡陰氣所結，能與藥相拒，非此不能入也。人身有氣中之陽，有血中之陽。氣中之陽，走而不守；血中之陽，守而不走。凡藥之氣勝者，往往補氣中之陽；質勝者，往往補血中之陽。如附子暖血，肉桂暖氣，一定之理也。然氣之陽勝則能動血，血之陽勝則能益氣，又相因之理也。桂氣分藥也，而其驗則見於血，其義不曉然乎。

陳曰性用同牡桂。養精神者，內能通達藏府也；和顏色者，外能通利血脈也；為諸藥先聘通使者，辛香能達於經絡，故主百病也。與牡桂有輕重之分，上下之別。

松脂味苦溫。主疽惡瘡，頭瘍白禿，疥瘙。除濕火所化之病。風氣。香散風。安五藏。補脂。除熱。性耐寒之者。久服輕身不老延年。松多脂而壽故也。

松之精氣在皮，故其脂皆生於皮，其質粘膩，似濕而性極燥，故凡濕熱之在皮膚者，皆能治之。凡痈疽瘡疥之疾，皆皮膚濕火所鬱，必腐肉傷皮，流膿結痂而後愈。松之皮日易月新，脂從皮出，全無損傷，感其氣者，即成脫痂而愈，亦即其象之肖也。

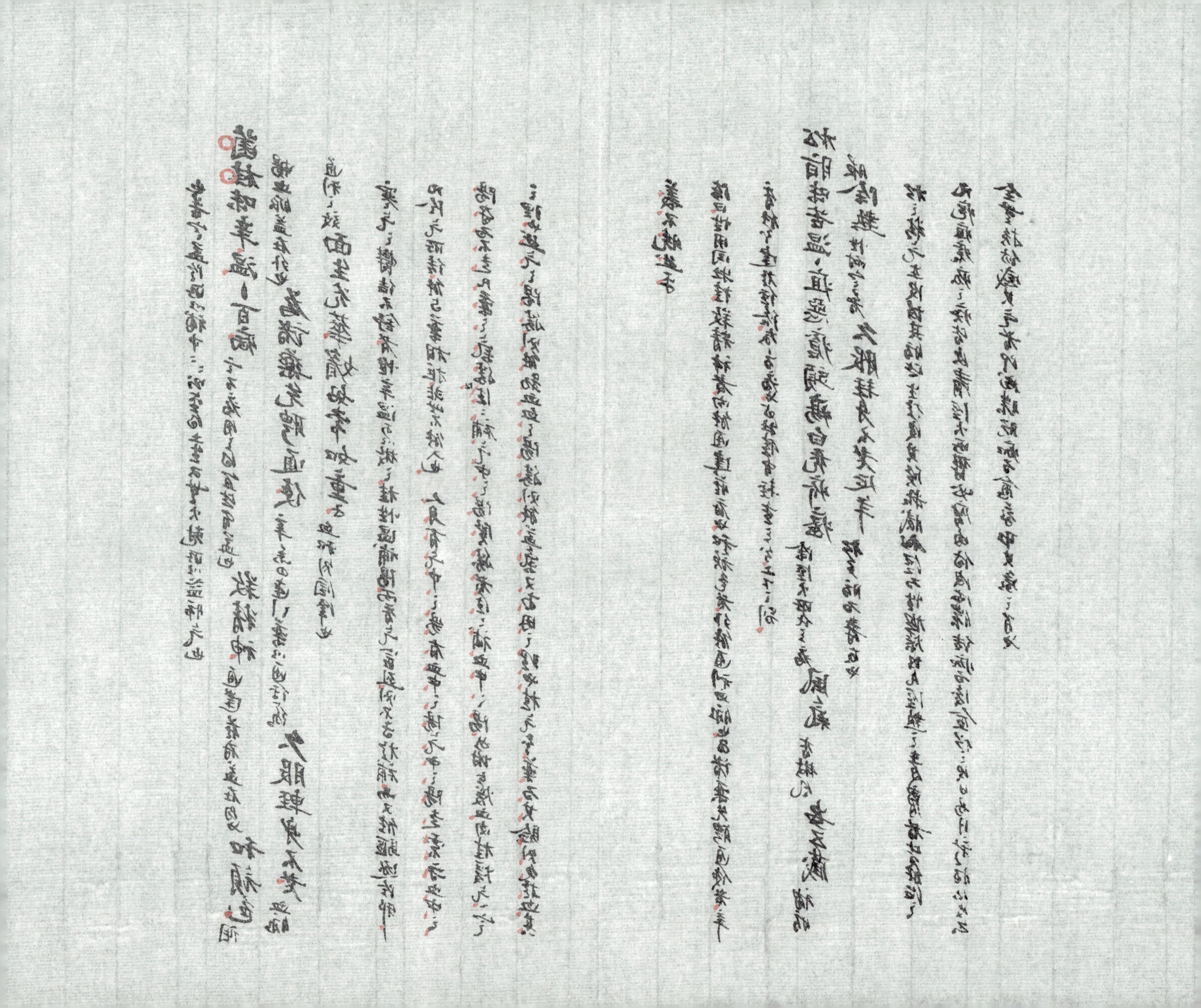

槐實味苦寒。主五內邪氣熱，清濕熱不傷於上之火 止涎唾，清肺經濕熱 補絕傷，陽明之藥 五痔火瘡，婦人乳瘕，治陽明胃經之疾 子藏急痛。以陽明經脈之病 莖葉治數陽明也

槐南秋而實，得金之令色青，得金之色，故其性能清肅，入手太陰、手陽明之藥也。金氣則不火

侮，凡有餘之火不能歸其宅，必犯肺與大腸，得清肅之氣以生之，則火不能侮而自歸其宅，不治火而火

自退，此本之治醫之良法也

柏實味甘平。主驚悸，清心經之游火 安五藏，得金之功益 益氣，此火為元氣之賊，火去則氣益也 除

風濕痺。得秋金之令能燥濕平肝 久服令人潤澤美色，耳目聰明，滋潤皮膚及諸

竅 不飢不老，輕身延年。柏之性不假灌溉而能壽

柏得天地堅剛之性以生，不與物遷，經冬彌翠，故能寧心神，斂心氣，而不為邪風所侵也

今之醫理僅知仁之義，豈知物之生機在於實，故實謂之仁，凡艸木之仁皆能養心氣，以類相應也

茯苓味甘平。主胸脅逆氣，憂恚驚邪恐悸，心下結痛，寒熱煩滿，欬逆，此脾虛不

能化痰飲留結諸經之疾 口焦舌乾，胃有飲則水下聚而津液不升 利小便。滲濕利水道 久

服安魂養神，不飢延年。心脾和通之效

茯苓生於山谷之中，得松柏之餘氣，其味極淡，故為調補脾陰之藥，義見於仲景書。與人參元

贊[illegible]津液不行則為痰為飲，痰濁為火之所結，飲為水之所停，故治痰則鹹以降之，治飲

則淡以利之。若投以重劑，反拒而不受，惟茯苓極淡，屬土之精，能[illegible]之[illegible]，今以[illegible]而[illegible]

之而不覺觀仲景豬苓湯五苓散等方義自見矣　古注茯苓能主拯膈大熱渴結等病今

今茯苓只有甘淡一種非古今有異同也

濁者茯苓氣平入肺味甘入脾肺能通調水道輸精於脾功能在於利竅一證胃爲肺之部位胃爲脾

之部位其氣上逆則憂恚驚邪恐悸七情之用因而弗調心下爲太陽之部位水邪停留則結痛以

氣不化則煩滿於太陰則咳逆於膀胱則舌乾口焦者皆水停則津液不升爲口焦舌乾

水便一利則氣化諸病俱愈矣久服安魂養神不飢延年者以金肺爲天脾土爲地位一身之天地

腎氣上下交和之效也

數語精理虛元鑒別　資此

舞諸義發爲之論

氏所著

蘗木味苦寒主五藏腸胃中結熱黃疸腸痔止泄痢女子漏下赤白陰傷蝕瘡

皆陽明上下表裡所生濕熱之病　黃蘗稟寒水之精得太陽之氣其味苦以燥濕寒以清熱蘗

能治有熱有不熱而有寒者有熱有寒經性黃蘗得寒水之精而兼燥濕之效黃色屬土陽明爲燥金

故其治皆除陽明濕熱之病氣類相感也

陳曰黃柏氣寒稟天冬寒之水氣味苦無毒得南方之火味皮厚色黃得太陰中土之化而藏於陰尤佳也

主五藏者皆陰之象也治胸胃中熱結者寒能清熱也治黃疸腸痔者皆濕熱之陰病也

腸利泄痢皆濕熱之所致也而其能除之也女子漏下赤白帶下及陰戶傷蝕成瘡皆因濕熱

下注黃柏寒能清熱苦可燥濕濕熱之邪皆可去矣歸熱在腸胃者苦寒入腸胃可清其濕熱則

不可妄試也

陳本列在中品

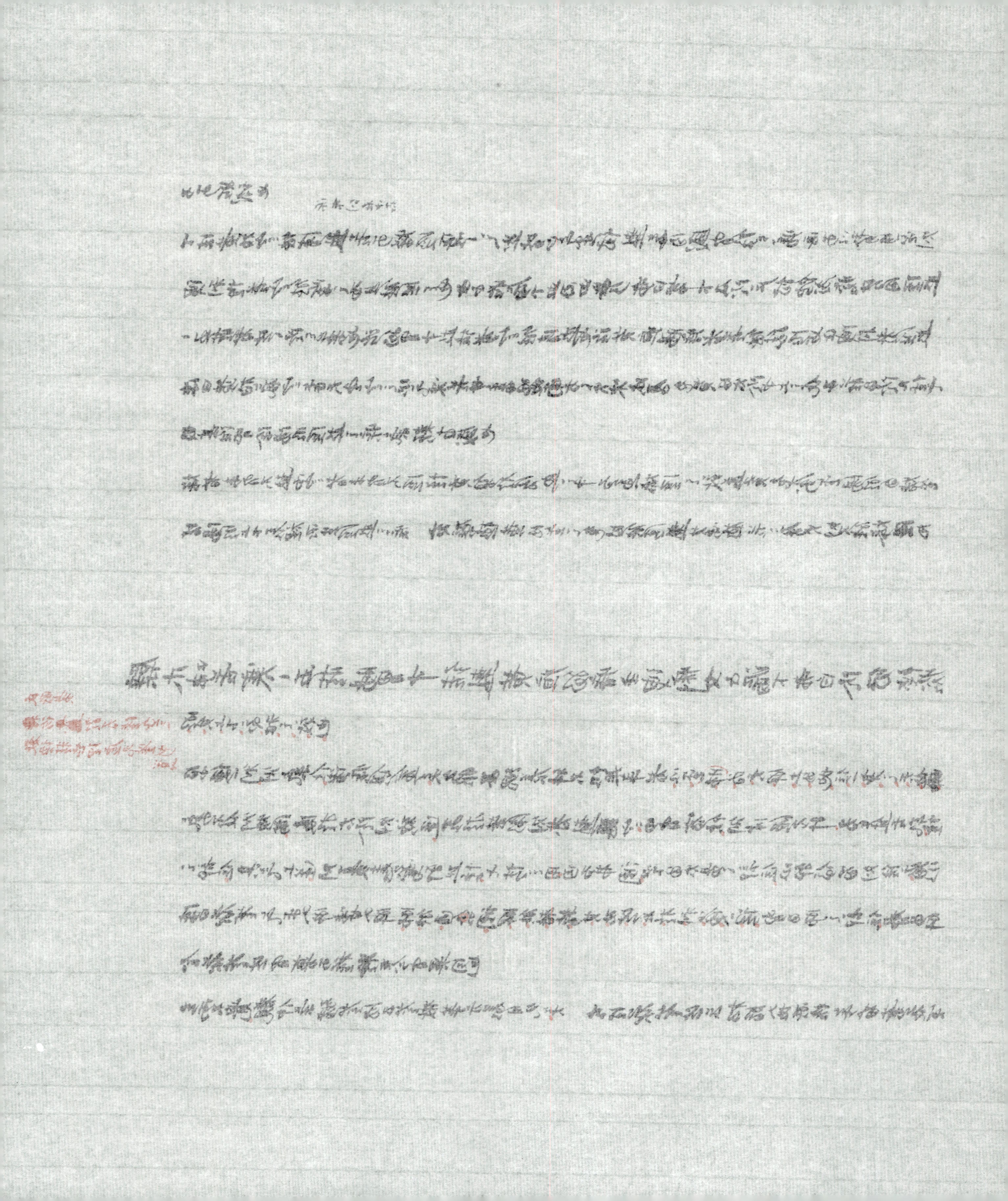

[illegible]

[illegible]

[illegible]

[illegible]

[illegible]

[illegible]

[illegible]

[illegible]

[illegible]

[illegible]

[illegible]

[illegible]

[illegible]

[illegible]

[illegible]

[illegible]

乾漆 味辛溫。絕傷，補中，續筋骨，填腦髓，補續筋骨中之腦髓 五緩六急 調和

風寒濕痹 漆之性反堅，性反燥，故能除之也 生漆 去長蟲 生漆着人肌膚即瘡爛，故

殺腐蟲 久服輕身耐老 漆入地不朽，其質耐久，故有此效

漆質而治，漆樹脂也。凡草木之脂最黏而不朽者，莫如漆。人身中能充能血，能理充毅筋骨者，莫如脂膏

也。氣無所補，漆能膩脂膏，精粹補漆則樹之脂膏，力能及者補之，而脂膏之中凡風寒濕熱之邪

皆不能留者，以其氣味與此能辟驅而除之也

辛夷 味辛溫。主五藏身體寒熱 清氣下陷之疾 風頭腦痛 升散風邪 面䵟 去皮毛

之風 久服下氣，輕身，明目，增年耐老 清氣升則濁氣下降，而且體清實而永年矣

辛夷之花因植而高於眾木而後已，其性寄於空，故能升達清氣，又得春氣之全者，故能疏達肝

氣，又其芳香上烈，能驅逐風邪，頭目之病，藥力能達也，此其之引也

桑上寄生 味苦平。主腰痛 得桑之氣，而能與腎相通也 小兒背強 脊屬督脈，而風 癰腫 和血脈

安胎 胎寄母腹，猶寄生也 充肌膚，堅髮齒，長鬚眉 養皮毛之血脈 其實明目 柔能驅

風肝之風，上開竅於目，風去則目明也 輕身通神 寄生為感風露之氣以生，故服之亦有清虛之妙焉

寄生乃桑之精氣所結，後生於樹枝間，有子之象焉，故能安胎，其性與桑相近，故亦能驅風養血

其生不着土，資天之氣而不資地之氣，故能長致血脈於肌膚之地，而成致受神也

張隱庵曰：寄生感桑氣而寄生枝間，生長其時，不假土力，奪天地造化之神功，故能資養血脈於

杜經

土之地而能致信於他藩也。主治筋骨痛者，筋乃腎之外候，男子以藏精，女子以系胞，為生自稟精之氣者歟。

緊而生，故治筋骨痛，寬腎除束之俗無，治痛之謬解，有濕滑癰腫之候，害生諸病，則小兒背強痓。

腰膝能治之，充肌膚，精氣外達，堅髮齒，精氣內足也。精氣外達，而充肌膚，則須角亦長，精氣內足，

而堅髮齒，則能以養。蓋肌膚者皮肉之餘，髮者骨之餘，須角者筋之餘血，齒者骨之餘，能以餘氣，

宜乎生之物而治餘氣之病，因類相感也。

杜仲味辛平，主要脊痛，補中，益精氣，堅筋骨，強志，其皮堅韌者，其精氣之功亦能堅人身之筋骨氣血也。除陰下癢濕，補皮利屋。小便餘瀝，堅腎管之氣。久服輕身。

桐君 強健支譚

杜仲木之皮，木皮之韌且厚者也，故能補人之皮，又其中有白絲連屬，有筋之象焉，故又能續筋骨，因形以求理，則其效可知矣。

杜仲氣味辛平，得金之氣，而其皮黑色，黑者腎之色，金水之精氣所在也。要脊為腎之府，

少陰之本，太陽陽明主之。杜仲辛平，得陽明之氣，故主剌之痛而治也。補中者，補陽明之中土也。

益精者，益少陰之精氣也。堅筋骨者，堅陽明所養之宗筋，少陰所主之骨也。強志者，腎藏志，腎氣

足，補而壯之氣，壯而志自強也。陽明燥氣下行，故治陰下癢濕。小便餘瀝者，腎氣虛也。久服則金水相生，精氣充

足，故輕身耐老也。 張今洛隱庵

髮髲味苦溫，主五癃，關格不通，利小便水道，謂開結通之致。療小兒癇，大人

瘥仍自還神化（滋養經脈）

髮為血之餘，而經中所治之疾皆通經利便之功，何也？蓋心與小腸為表裏，心主血，髮為血之餘，則不能入心而能入小腸，小腸為心之出路也。且髮亦毛類，肺，肺皮毛而為水源，故能利小便，此一定之理乎！其治癇痓，則因心家之痰飲及膀胱血脈之功也。金匱要略方治便閉淋用滑石亂髮，知用藥之妙通乎經者，惟仲景一人而已。

陰心，血髮者血之餘也，屬手少陰心經。云腎之合骨也，其榮髮也，屬足少陰腎。又云皮毛者肺之合也，髮亦毛類，屬手太陰肺。肺為水源，小腸為心府，故五癃關格不通，小便不利者，能調肺氣，寬心神，除心肺之痓，故小兒癇大人痓等，其用仍自還神化。蓋謂髮為血餘，乃血之精華所化，血生，今取此髮長仍能入至陰之藏，血以精而上奉心藏之神，以化其血也。後人蔑其以人補人之說，無用此物，不增益者，害十長十，叔不知用此藥之驗。以皂莢水洗淨，後用甘草水洗，鹽水洗，曬乾入罐內，以鹽土固濟，煅存性，謂之血餘灰，兩極。

附

龍骨，味甘平。心腹鬼疰精物老魅（純陽能制陰邪），欬逆（飲氣滯飲），洩利膿血，女子漏下（收澀之功），癥瘕堅結（龍性善入，能穿破積滯），小兒熱氣驚癇（飲火安神）。

齒，主小兒大人驚癇癲疾狂走（與骨同義，但齒則屬腎屬骨，皆主閉藏，故能安神驚）。主之病尤多：心下結氣不能喘息（收降逆氣，行之逆氣），諸痙（心經痰飲），殺精物（義同骨），久服輕身通神明延年（龍能飛騰變化，身多氣故有此效）。

藏得天地純陽之氣以生，藏時多，見時少，其性至動而能靜，故其骨最粘澀，能收斂正氣。凡心神耗散、腸胃滑脫之疾，皆能已之。陽之純者，乃天地之正氣，故在人身亦收斂正氣，而不斂邪氣，所以仲景於傷寒之邪氣未盡者亦用之。後之醫者於斯義蓋未之審也。人身之神屬陽，然神非若氣血之有形質可補瀉也，故治神為最難。龍者，稟天地之元陽出入而變化不測，乃天地之神也。以神治神，則氣類相感，更佐以寒熱溫涼補瀉之法，雖無形之病不難治矣。天地之陽氣有二：一為元陽之陽，一為陰陽之陽。陰陽之陽分於太極既判之時，隨日而為升降，而水火則其用也，與陰為對待，而不偏於陰，此天地往來之氣也。元陽之陽存於太極未判之時，以寒暑為起伏，而雷雨則其用也，與陰為附體，而不離於陰，此天地之家也。龍者，正天地元陽之氣所生，藏於水而不離乎水者也，故春分陽氣上，井泉冷，龍用事而能飛；秋分陽

氣下，井泉溫，龍退蟄而能潛。人身五臟屬陰，而腎尤為陰中之至陰，凡周身之水皆歸之，故人之元陽藏焉。是腎為藏水之藏，而亦為藏火之藏也，所謂陰中之陽也。動而不藏者，亦用龍骨，蓋借其氣以藏之，必能自反其宅也。非格物窮理之極，其孰能與於此。

深曰：龍得天地純陽之氣，凡心腹鬼疰精物，皆屬陰氣作祟，陽能制陰也。肝屬木，稟東方之氣，肝火乘於上則為欬逆，奔於下則為洩痢膿血，女子漏下。龍骨能斂戢肝火，故皆治之。且其用變化莫測，雖癥瘕堅結難療，龍亦穿入而攻破之。至於驚癇癲痙，皆肝氣上逆，挾痰而歸併入心，龍骨能斂火安神，逐痰降逆，故為驚癇癲痙之聖藥。仲景風引湯為是證經驗之方，以此一味悟全方之神妙，其變化亦如龍之莫測，余今詳注此品，為之點睛可矣。痰，水也，隨火而升，龍屬陽而潛於海，能引逆上之火、泛濫之水而歸其宅，若與牡蠣

阿膠味甘平主心腹內崩（血脫之疾）勞極洒洒如瘧狀（勞倦則肝傷而血虧，此肝脾之寒，並非如瘧也）

腰腹痛四支酸疼（血枯之疾）女子下血安胎（養血則血自止而胎安）久服輕身益氣（補血則氣亦充）

阿井為濟水之伏流。濟之原為沇水，自沇水以出於阿井，伏見不常，考夏書所謂溢為滎出於陶邱北者也，
伏流從下泛上者也。阿井在陶邱北三百里，泉雖流而不上泛，尤為伏脈中之靜而沉者。過此則其水皆上泛成川，
且與他水亂而不純矣。惟阿井之水較其旁諸水重十之一二不等。人之血脈宜伏而不宜見，宜沉而不宜浮，以
之成膠，真止血調經之上藥也。其必以驢皮煎煮者，驢肉能動風，肝為風藏而藏血，乃借風藥以引入肝經也。
又凡皮皆能補脾，脾為後天生血之本而統血，故又為補血藥中之聖品。

陳曰：阿膠以阿井之水入黑驢皮煎煉成膠也。內經云：手少陰外合於濟水，內合於心，故能入心。又云：皮毛者肺之
合也，以皮煎膠，故能入肺。味甘，得地中正之土氣，故能入脾。凡心包之血不能散行經脈，下入於腹則為崩
潰，阿膠入心補血，故能治之。勞極氣虛，皮毛洒洒如瘧狀之先寒，阿膠入肺補氣，故能治之。脾為後天
生血之本，脾虛則陰血日枯，而腰腹空痛，四支酸疼。阿膠補脾，故能治之。凡治脾以統血，所以有治女
子下血之效，胎得血而養，所以有安胎之效，血足氣亦充，所以有輕身益氣之效也。東阿井在山東兗州府
陽穀縣東北六十里，即古之東阿縣也。此清濟之水伏行地中，歷千里而發於此井，其水較其旁諸水重十之一二
不等。人之血脈宜伏而不宜見，宜沉而不宜浮，以之製膠，正與血脈相宜也。必用黑皮者，以濟水合於心，黑色
屬於腎，取水火相濟之義也。必以驢者，驢為馬類，屬火而動風，肝為風臟而藏血，今借驢皮動風之藥引入
肝經，又取阿水沉靜以制其動，俾風火熄而陰血生，逆痰降，此本經性與天道之言，得聞文章之後，庶能語此。

泥其下手

丹雄雞味甘微溫主女人崩中漏下赤白沃 補肺疏肝 補虛溫中止血 從處由脈 頭丶殺鬼 雞得清陽之氣而能啄之金故能除鬼邪 東門上者尤良 東門上者東門上所棲雞能取陽方之生氣也

肶胵裏黃皮微寒 主泄利 雞食砂石而能消化故治食積不化之泄利

屎白丶消渴 雞善食而不善飲其腸胃不能容水故主消渴 傷寒丶熱 熱 治傷寒有實邪之症

凡血肉之物鮮有生者惟雞於十二支屬酉而有翼能飛其聲嘹喨於平旦屬寅乃得生氣之生者也又雞之氣屬巽風木雞屬金故能疏達肝氣而血肉之物故又能不能而調養肝血也

石蜜 石蜜野蜂於崖間石隙中采花所作也今時未有此種之法則崖蜜為上而土木中之蜜不用今人取蜂收蜜其法宜審並由日在蜜也

味甘平主心腹邪氣 緩胃和中 諸驚癇痓 定肝 安五臟諸不足益氣補中 百花之精華爲得其生氣皆受益也 止痛 甘能緩痛 解毒 兼能解穢惡之毒 除眾病 諸花之性俱全 和百藥 諸花之性俱全 久服強志輕身不飢不老 精神充足故也

蜜者采百花之精華而成者天地春和之氣皆發於草木草木之和氣皆發於花花之精英釀而為蜜合眾性則不偏安精粹則不雜甘以緩中香以理氣真養生之上品也和其性極和故于治疾則無速效焉 又夫地之生之皆正氣也天地之殺氣皆邪氣也正則和平邪則有毒毒者敗正傷生之謂蜜兼采眾花之蕊乃生氣之所聚生氣旺則死氣不能犯此解毒之義也 時曰石蜜氣平言其氣更肺味甘言其得土氣心腹者自心下以及大小腹與腸胃而言也邪氣者無六淫之氣自外來七情之氣自內起非固有之氣即為邪而病也其主之者甘

平之用也诸疮痈疽皆厥阴风木之为病也其主之者亦胃和平所谓厥阴不治取之阳明是也脾湿不能之年

脾日补而无则不能保其实是不足之患矣真气者所受于天与谷气并而充身者也谷甘味益脾即所以益气而补中也久病

者味甘能缓诸急能益者气乎能胜诸邪也诸药之精华採取不遗所以能除众病诸花之气味醞釀

合成能和百药也久服强志轻身不饥不老者皆调和气血补养精神之验也

桑螵蛸 味咸平。主伤中疝瘕 疝血凝结中生 阴痿益精生子 补益肾气 女子血闭腰痛 和通血脉强肾之经 通五淋利小便水道 通肾之府

桑上螳螂所生之子也螳螂于诸虫中最有力而其子最繁则其肾之强可知人之有子皆本于肾以子补肾

气相从也桑性最能续伤和血螵蛸生桑者因桑之性故有散瘀疏滞之功 陈曰气平禀金味咸禀水性

螂于诸虫中其性最刚以其具金性能使肺之治节申其权故主疝瘕女子血闭通五淋利小便水道也其

水性能使肾之作强因其用故主阴痿益精生子腰痛也其主伤中者以其生于桑而得桑之气而能续伤也

今人多服其缩小便虽日能开而亦能阖然其本性无此而不在彼

藕实茎 一气相通茎与实岂异非若他药之根实各殊也 味甘平。主补中 味甘得中土之性 养神 气香而中虚 益气力 肝肾旺则气血强 除百疾 中和之性无偏胜之害也 久服轻身耐老不饥延年 和平之效

藕者水土之精也故能敛肝肾之阴生水底居泥之中而又不香其上不通故又能结连肝肾之气而

滋其血脉而为香而不燥果中之圣品也

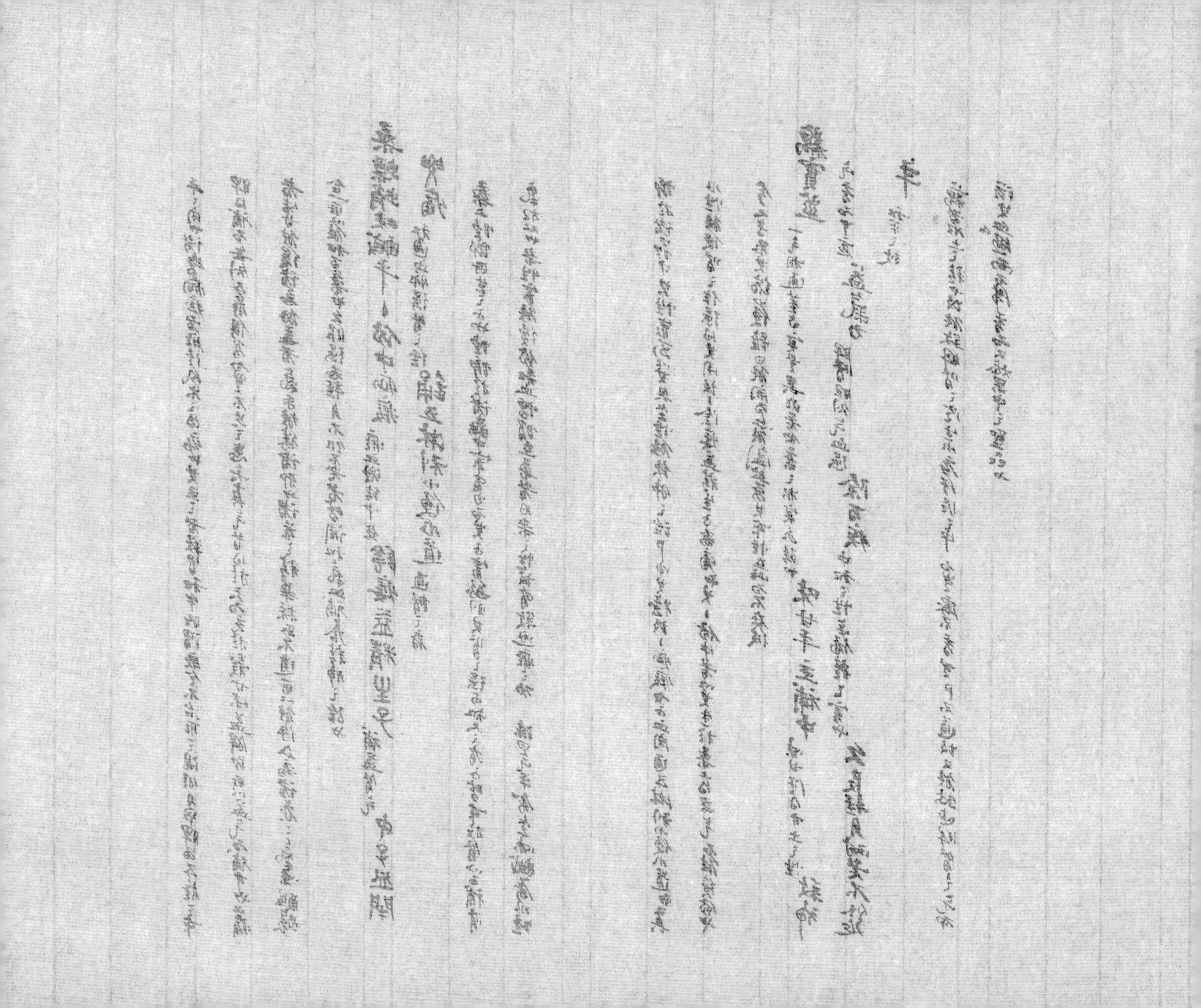

[illegible]

橘柚味辛温，主胸中瘕热逆气，开达上焦之气。利水谷，由利中焦之津。久服去臭，下气，通神。芳香辛烈，自能疏利壅滞而通达元气也。

橘柚通体芳香，而皮辛肉酸，乃肝脾通气之药，故凡肝气不舒、克贼脾土之疾，皆能已之。凡辛香之药皆上升，橘柚实酸，一一敛，故又能降气，不专于散气也。

陈橘皮气温，禀春之气，更入肝；味苦入心，味辛入肺，胸中为肺之部位，惟其入肺，所以主胸中之瘕热逆气，皆为肝之虐也，惟其入肝，所以能利水谷，皆为君主之官，惟其入心，则众脏而得令之，奥气自去，又推其所以能致之神者，皆其下气之功也。总结上三者，古人多怪疑。

橘皮筋膜似脉络，皮形似肌肉，宗眼似毛孔，人之伤风咳嗽，不外肺经，肺之皮毛风之，领入先于皮毛，次入经络而渐深，治以橘皮之苦以降气，辛以发散，俾从肌肉之大络而外解于肌肉毛孔之外，微微汗而解也。今人削去筋膜，只留外皮，名曰橘红，欲取解肌止嗽，不知汗在肉内而外无解路，肌肉经络为其气旋于外，当数去白留白之分，乖违因之，往往不通之甚也，至于以橘皮熬汤为消痰要药，当世知其仅有一。其制法，橘皮用水煮三次，极烂，嚼之无辛苦味，晒乾，外用甘草、麦冬、青盐、乌梅、元明粉、硼砂，熬浓汁浸晒，多次，以汗孔为度，又以人参、贝母研末，拌匀，日晒数日，候用之，据云能化痰，疗嗽，顺气止渴，生津，殊不知全失橘皮之功用，橘皮治嗽，妙在辛以散之，今以乌梅之酸收敛之；橘皮顺气，妙在苦以降之，今以麦冬、人参、甘草之甘壅敛之；橘皮妙在温燥，故能去痰宽胀，今以贝母、麦冬、元明粉、硼砂、青盐之咸寒润之，试问橘皮之本色何在乎？余尝究俗人喜食之由，总因入口之时，以甘酸之味，则满口生津，以咸寒之性，则坚痰暂化，所以彼此相传，而被其害者不少也。法制半夏亦用此药浸造，罪等黄衣，附纠其害于此。

不可不知先生执橘
功德无量

橘柚味辛溫主胸中瘕熱逆氣（開達上焦之氣）利水穀（通利中焦之津）久服去臭下氣通神（芳香辛烈自能辟穢而通正氣也）

橘柚通體皆香而皮辛肉酸乃肝脾通氣之藥也故凡肝氣不舒克賊脾土之疾皆能已之　凡辛香之藥皆上升橘柚實酸之又能斂故又能降氣不專於散氣也

陳曰橘皮氣溫稟春之氣而入肝味苦入心味辛入肺胸中為肺之部位惟其入肺所以主胸中之瘕熱逆氣諸證為肺之專長惟其入脾所以能利水穀皆為君主之官惟其入心則君火明而濁陰之臭氣自去又推其所以能致之神者皆其下氣之功也總結上三句古人多忽略

橘皮筋膜似脈絡皮形似肌肉宗眼似毛孔人之傷風咳嗽不外肺經肺主皮毛風之傷人先於皮毛次入經絡而漸深治以橘皮之苦以降之辛以發之俾從脾胃之大絡而外出於肌肉毛孔之外微微從汗而解也今人削去筋膜只留外皮名曰橘紅意欲解肌止嗽不知汗本由內而外無筋膜肌肉經絡為直達於外雷斆去白留白之分未見因之而不通之甚也至於以橘皮製法為醬更為無知妄作之尤其製法橘皮用水煮三次極爛嚼之無辛苦之味乳以甘草麥冬青鹽烏梅元明粉硼砂熬膏汁浸曬多次僅存乳為度又加人參貝母研末拌之曬乾數日取用之據云能化痰療嗽順氣止渴生津不知全失橘皮之功用橘皮治嗽妙在辛以散之今以烏梅之酸收亂之橘皮順氣妙在苦以降之今以麥冬人參甘草之甘壅亂之橘皮妙在溫燥故能去痰寬胸今以貝母麥冬元明粉硼砂青鹽之鹹寒亂之試問橘皮之本色何在乎余嘗究僞人言此之由總因入口之時得甘酸之味則滿口生津得鹹寒之性則堅痰暫化而有驗彼此相傳而陰被其害者不少也此法製半夏亦同此弊流迷塞黃衣助妖魅售巧

不可不知先生糾摘功德無量

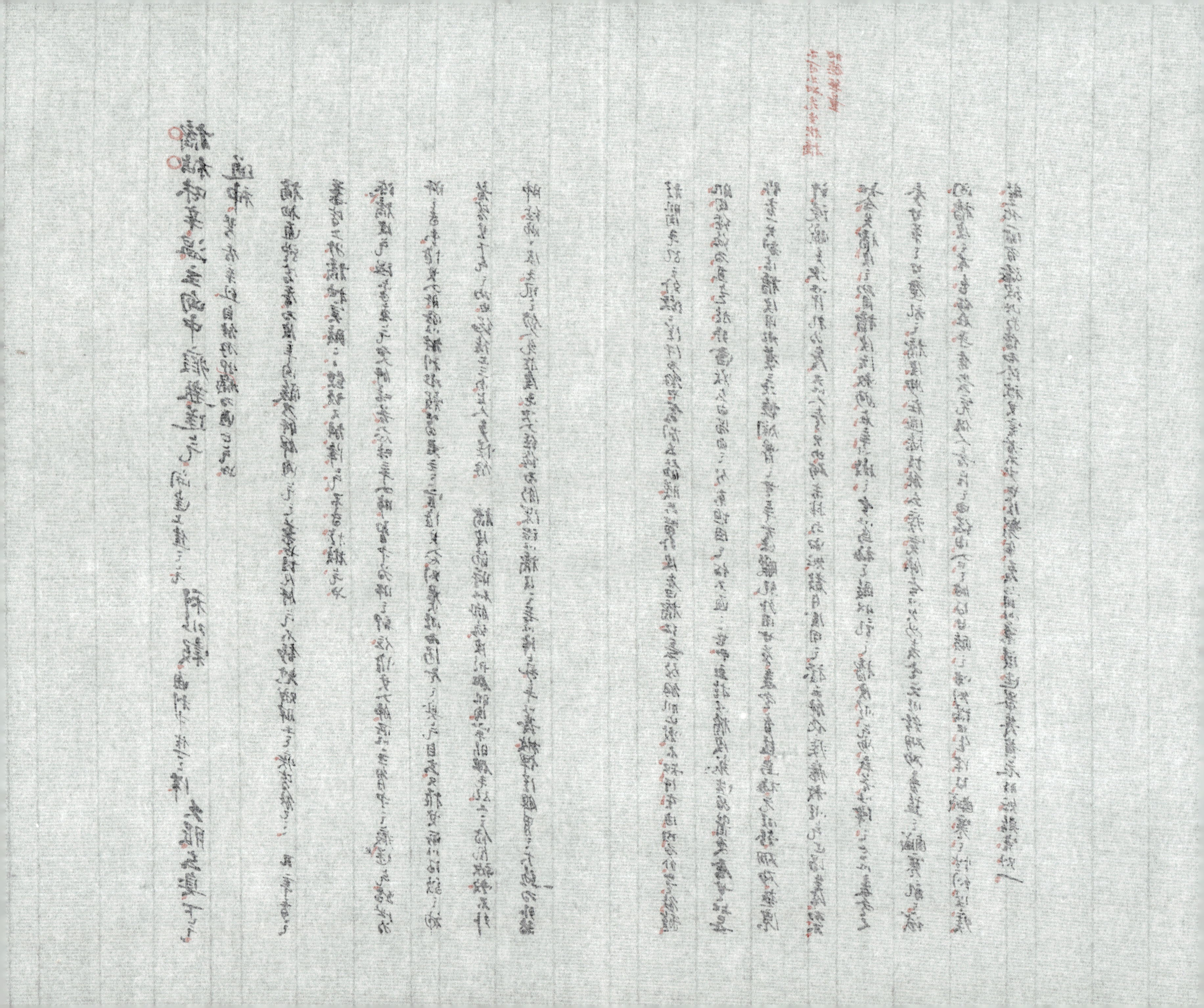

[illegible]

[illegible]

[illegible]

[illegible]

[illegible]

[illegible]

[illegible]

[illegible]

[illegible]

[illegible]

[illegible]

[illegible]

[illegible]

[illegible]

[illegible]

[illegible]

[illegible]

[illegible]

泻其下乎

丹雄雞味甘微温主女人崩中漏下赤白沃 補肺疏肝 補虛温中止血 溫益血脈 通神殺

鬼 雞為陽精之氣而頭為之會故能除鬼邪 東門上者尤良 東門上者東門上所棲雞頭取其 東方之生氣也

肶胵裏黃皮微寒主泄利 雞食砂石而能消化故治食積不化之泄利

屎白主消渴 雞善食而不善飲且腸胃不能容水故主消渴 傷寒寒熱 治傷寒之有實邪之寒熱

凡血肉之物解產生者惟雞於十二支屬酉而其性能飛且聲嘹喨於平旦屬肉乃自生之氣之屬

者也五藏之氣雞屬木經屬金故能疏達肝氣東血肉之物故不能不兼伐而調養肝血也

石蜜 石蜜野蜂於崖間石縫中采花所作也時古時未有蜜蜂之法則崖蜜為上而土木中之蜜不用今人致蜂取蜜其法最良而功同石蜜也

味甘平主心腹邪氣 能胃和中 諸驚癇痓 寧心平肝 安五藏諸不足益氣補中 百花之精華五藏得採皆受益也 止痛 甘能緩痛 解毒 甘能解穢惡之毒 除眾病 諸花之性俱全 和百藥 諸花之性俱全 久服強志輕身不飢不老 精神充足故也

蜜者采百花之精華而成者也天地春和之氣皆發於草木草木之和氣皆發於花花之精英釀而為蜜和合眾性則不偏寒熱其性和則不偏甘以緩中秀以理氣甚善養生之上品也但其性極和平於治疾則當速效耳 凡天地之生氣皆正氣也天地之殺氣皆邪氣也正則和平邪則有毒毒者敗正傷生之謂蜜采百花之菁英乃生氣之所聚生氣旺則死氣不能犯此解毒之義也

漸曰石蜜氣平兼生氣之長味甘無毒得土氣之和心腹者自心下以及大小腹與腸胃之間邪氣者為六淫之氣自外來七情之氣自內起非固有之氣即為邪氣也其主之者甘

阿膠 味甘平。主心腹內崩，血脫之疾。勞極洒洒如瘧狀，勞倦則脾傷而血虧，此肝脾之寒熱，故如瘧也。

腰腹痛，四支酸疼，血枯之疾。女子下血，安胎。養血則血自止而胎安。久服輕身益氣。補血則氣亦充。

阿井為濟水之伏流，濟之源為沇水，自沇水以至於阿井，伏見不常，若夏者，所謂溢為滎，出於陶邱北者也。伏流從下泛上者也。阿井在陶邱北三百里，泉能流而不上泛，尤為伏脈中之靜而沈者，過此則其水皆上泛成川，且與他水亂，不能純矣。惟阿井之水，較其旁諸水重十之一二不等。人之血脈，宜伏而不宜見，宜沈而不宜浮，以之成膠，真止血調經之上藥也。其必以驢皮煎煮者，驢肉能動風，肝為風臟而藏血，乃借風藥以引入肝經也。又凡皮皆能補脾，脾為後天生血之本而統血，故又為補血藥中之聖品。

陳曰：阿膠以阿井之水入黑驢皮煎煉成膠也。內經云：手少陰外合於濟水，內合於心，故能入心。又云：皮毛者肺之合也，以皮益肺，故能入肺。味甘無毒，得地中正之土氣，故能入脾。凡心包之血不能散行經脈，下入於腹，則為崩墮，阿膠入心補血，故能治之。勞極氣虛，皮毛洒洒如瘧狀，阿膠入肺補氣，故能治之。脾為後天生血之本，脾虛則陰血內枯，而腰腹空痛，四支之酸疼，阿膠補數脾，所以能治之。凡崩漏，脾以統血，所以有安子下血之效，肝以為養，有安胎之致，空之氣亦充，所以有輕身益氣之效也。

按：阿井在山東兗州府陽穀縣東北六十里，即古之東阿縣也。此清濟之水伏行地中，歷千里而發於此井，其水較其旁諸水重十之一二不等。人之血脈，宜伏而不宜見，宜沈而不宜浮，以之製膠，正與血脈相宜也。必用黑驢皮者，以濟水合於心，黑色屬於腎，取水火相濟之義也。所以妙者，驢亦馬類，屬火而動風，肝為風臟而藏血，今借驢皮動風之藥引入肝經，又取阿水沈靜以制動，俾風火熄而陰血生，逆痰降。此本經性與天道之言，同文一章之陰精難得此

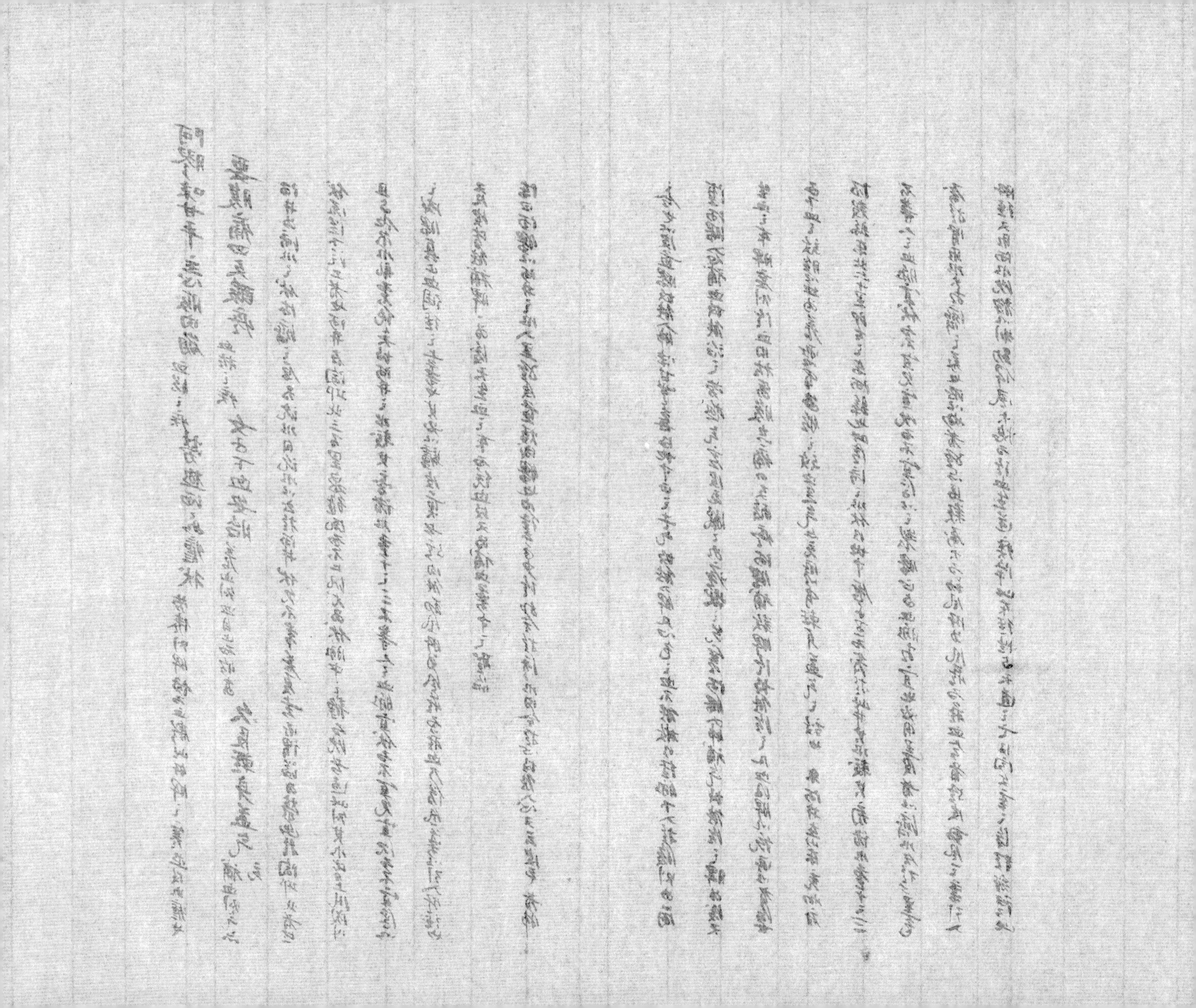

[illegible]
[illegible]
[illegible]
[illegible]
[illegible]
[illegible]
[illegible]
[illegible]

[illegible]
[illegible]
[illegible]
[illegible]
[illegible]
[illegible]
[illegible]
[illegible]

中華中醫古籍珍稀稿抄本叢刊

總序

『上醫治國，中醫治人，下醫治病』，古有明訓。中醫藥學以天地一體、天人合一、和而不同、以人爲本的思想爲基礎，深刻體現了中華民族的認知方式和價值取嚮，承載着中華民族傳統文化的豐富内涵，是我國文化軟實力的重要體現。習近平總書記在系列重要講話中，多次引用中醫術語、運用中醫妙喻，闡述治國理政的理念和方法，準確而傳神，深刻而生動，展示了中醫藥文化藴含的哲學智慧和思維魅力。

二〇一六年二月十四日，國務院總理李克强主持召開國務院常務會議，指出傳承中醫藥優勢，發揮其獨特作用，可以更好造福人類健康。會議確定要促進中醫藥和民族醫藥繼承保護與挖掘，搶救瀕臨失傳的珍稀與珍貴古籍文獻，强化師承教育，大力培養中醫藥人才，提高中醫藥應急救治、防病治病能力。

中醫藥保護與傳承，中醫藥産業創新與發展，中醫藥古籍文獻整理與保護，已經成爲國家重視、各方關注的重要議題。中醫藥事業及古籍文獻整理與保護領域工作者們迎來了期盼已久的大好時期。

根據《中國中醫古籍總目》的著録，存世的中醫古籍有一萬三千餘種。這些文獻跨越了從先秦到晚清二千餘年的歷史，成爲人類社會極爲豐富的一筆知識財富和遺産資源。中醫古籍以圖文形式記録了中醫學數千年來積累的理論知識和臨床經驗，相對於其他學科的古籍，不僅具有珍貴的文物價值，而且具有重要的實用價值。中醫古籍得以流傳至今，得益於歷代學者的不斷整理和研究。

然而，由於歷史悠久、自然灾害、保護不力等原因，在現存萬餘種的中醫藥古籍中，大多數存在殘破、蟲蛀、濕浸等問題，有四千餘種已經成爲孤本，甚至面臨湮滅的危險。因此，如何利用現代出版技術，對優質珍貴古籍進行還原性出版，再現古籍的版本及内容價值，是中醫研究和圖書文獻信息工作的重要課題。

二十世紀九十年代以來，日新月异的現代信息技術被廣泛應用於古

籍整理、開發和保護，改變了傳統古籍整理的概念，使古籍整理進入了一個新的階段，爲解決古籍文獻保存和利用之間的矛盾提供了有效的途徑。通過數字化掃描與深加工、現代做真出版技術，可以實現古籍復原性出版，對挽救瀕臨絶本的珍貴古籍免於失傳，保存、利用和傳播現存於世的珍貴孤本等，都具有重要意義。

《中華中醫古籍珍稀稿抄本叢刊》（第一輯）以中國科學院上海生命科學信息中心館藏的珍貴中醫古籍資源爲基礎，甄選現存於世、具有珍貴版本及學術文化價值的珍稀稿抄本作爲首批復原性出版對象。經過中醫領域及出版領域專家遴選，先期選定十種中醫古籍珍稀稿抄本，利用現代數字化掃描及出版技術，保存現有古籍原貌，重現珍貴版本價值；同時重點發揮古籍珍貴歷史文獻參考作用，爲中醫藥事業工作者、古籍研究與收藏愛好者，提供重讀歷史典籍、發掘中華歷史文化實藏的重要機會，並爲珍稀稿抄本的長期保存和保護提供重要支撑。

叢刊致力於館藏中醫古籍中珍稀稿抄本的整理與出版，是一項『繼絶存真，傳本揚學』的重大出版工程。稿抄本與刻本相比，流傳稀少，世難一見。從第一輯選目來看，叢刊所收十種中醫稿抄本，八種爲孤抄本，一種更是孤稿本。這些古籍能够以叢書的形式原貌存真出版，實爲保護和傳承中華歷史文化實藏的一大幸事。

在此，衷心希望《中華中醫古籍珍稀稿抄本叢刊》（第一輯）能爲中醫藥傳承創新、中醫藥文化弘揚光大，提供更多的『新鮮』材料，發揮其應有的作用和價值；衷心期望本叢刊的出版發行，帶動上海乃至全國館藏珍貴中醫古籍整理與出版的研究與發展，爲中醫藥事業、中國古籍保護事業的發展做出應有的貢獻！

陳凱先

中國科學院　院士

上海中醫藥大學　原校長

二〇一六年三月十六日於上海

提要

《神農本草經徐陳注合纂》，不分卷，清徐大椿、陳念祖注，清冬友抄輯，清光緒二十四年戊戌（一八九八）冬友抄本。現藏中國科學院上海生命科學信息中心生命科學圖書館，爲國内孤本。

綫裝，一册一函。版式：半葉八行，每行字數不等。無板框。開本：高二十四點八釐米，寬十三點五釐米。首卷卷端題：『神農本草經徐陳注合纂，吴吴江徐大椿百種録，閩長樂陳念祖本草經讀兩書合抄，戊戌秋八月冬友記。』又朱筆注云：『按：兩家所録經文皆據唐慎微本，而徐所據爲明刻，故與陳不同。』封面題：『本經闡幽輯要，冬友手寫』。襯紙葉鈐『鳳皇山人』朱印一枚。

徐大椿，又名大業，字靈胎，號洄溪，江蘇吴江人。生於清康熙三十二年（一六九三），卒於乾隆三十六年（一七七一）。天文、地理、音律、技擊等無不通曉，尤精於醫。初以諸生貢太學。後棄去，往來吴淞、震澤，專以醫活人。其爲吴江宿學，著述頗多，有《蘭臺軌範》《醫學源流論》《論傷寒類方》《醫貫砭》《慎疾芻言》《難經經釋》《神農本草經百種録》等，堪推『杏苑一絶』。

陳念祖，字修園，一字良有，號慎修，福建長樂人，出身中醫世家。生於清乾隆十八年（一七五三），卒於道光三年（一八二三）。是清代名醫和醫學教育家。乾隆五十七年（一七九二）中舉。後會試不第，寄寓京師。嘉慶六年（一八〇一）再入京會試，不第，參加大挑，成績甲等，以知縣分發直隸保陽（今河北保定）候補。嘉慶十七年（一八一二），署磁州，改任棗强，升同知，擢代理正定知府。公務繁劇，仍撰寫醫書，爲人治病。嘉慶二十四年（一八一九）致仕。著有《神農本草經讀》《醫學三字經》《時方妙用》《時方歌括》《醫學實在易》《醫學從衆録》《女科要旨》《新方八陳砭》《十藥神書注解》《金匱要略淺注》《金匱方歌括》《傷寒醫訣串解》等三十餘種著作。

冬友，生平事迹不詳。

《本草經徐陳注合纂》從《神農本草經》上品藥中選取六十種：丹砂、雲母、石鐘乳、礬石、樸硝、滑石、禹餘糧、紫石英、五石脂、扁青、菖蒲、菊花、人參、甘草、乾地黄、朮、菟絲子、牛膝、柴胡、麥門冬、車前子、木香、薏苡仁、澤瀉、遠志、龍膽、細辛、石斛、蓍實、黄連、黄芪、肉蓯蓉、防風、續斷、決明子、丹參、五味子、蛇床子、沙參、菌桂、松脂、槐實、柏實、茯苓、檗木、乾漆、辛夷、桑上寄生、杜仲、髮髲、龍骨、麝香、牛黄、白膠、阿膠、丹雄鷄、石蜜、桑螵蛸、藕實莖、橘柚。先據唐慎微《經史證類備急本草》羅列每種藥的性能功效，次抄徐大椿《神農本草經百種録》注文，再録陳念祖《神農本草經讀》注文，部分藥間有張志聰、葉桂的注文。

例如：丹砂。經文：味甘微寒，主身體五臟百病，養精神，安魂魄，益氣明目，殺精魅邪惡鬼，久服通神明不老，能化爲汞。徐注文：甘言味，寒言性，何以不言色與氣？蓋入口則知其味，入腹則知其性，若色與氣則在下文主治之中，可推而知之。陳注文：氣微寒入腎，味甘無毒入脾，色赤入心，主

身體五臟百病者，言和平之藥，凡身體五臟百病，皆可用而無顧忌也。

徐注從諸藥形色、氣味、質地、性情、生時、産地等方面闡發其療病之『所以然』。陳注每先以藥的性味、有毒無毒等，再聯繫藥性的歸經，由歸經言及應用，並加以辨析，以期使『每藥注解，必透發出所以然之妙，求與《内經》《難經》《仲景》等書字字吻合。』此書將二者注文合抄，便於醫家更好地認識和發揮藥物的藥效，提高中醫藥的治療效果。

本書原無目録，現據文中内容將目録做成附頁附於函内，以方便讀者查閲。

目錄

蓍實
黃連
黃芪
肉蓯蓉
防風
續斷
決明子
丹參
五味子
蛇床子
沙參
菌桂
松脂
槐實
柏實

茯苓
檗木
乾漆
辛夷
桑上寄生
杜仲
髮髲
龍骨
麝香
牛黃
白膠
阿膠
丹雄鷄
石蜜
桑螵蛸

藕實莖
橘柚